U0198679

从外科基本技术和证据入手探索

住院医生的
疝气手术

著　（日）三毛牧夫

综合南东北医院综合医疗中心部长

主审　姚　力　王利明

主译　王　利　肖　鹏　罗鹏飞

北方联合出版传媒（集团）股份有限公司

辽宁科学技术出版社

Authorized translation from the Japanese Journal, entitled
外科基本手技とエビデソスからときほぐすレジデントのためのヘルニア手術
ISBN 978-4-260-04316-8
著：三毛 牧夫
Published by IGAKU-SHOIN LTD., TOKYO Copyright© 2020

图书在版编目（CIP）数据

从外科基本技术和证据入手探索住院医生的疝气手术 /（日）三毛牧夫著；王利，肖鹏，罗鹏飞主译 . —沈阳：辽宁科学技术出版社，2024.5
ISBN 978-7-5591-3190-4

Ⅰ.①从… Ⅱ.①三… ②王… ③肖… ④罗… Ⅲ.①疝—腹腔疾病—外科手术 Ⅳ.①R656.2

中国国家版本馆CIP数据核字（2023）第157827号

出版发行：辽宁科学技术出版社
（地址：沈阳市和平区十一纬路25号 邮编：110003）
印 刷 者：辽宁新华印务有限公司
经 销 者：各地新华书店
幅面尺寸：210 mm × 285 mm
印　张：10
插　页：4
字　数：300千字
出版时间：2024年5月第1版
印刷时间：2024年5月第1次印刷
责任编辑：凌　敏
封面设计：袁　舒
版式设计：袁　舒
责任校对：黄跃成

书　号：ISBN 978-7-5591-3190-4
定　价：168.00元

投稿热线：024-23284363
邮购热线：024-23284502
邮　箱：lingmin19@163.com
http：//www.lnkj.com.cn

著者介绍

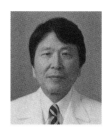

三毛牧夫　Makio Mike M.D., Ph.D.

1982（昭和 57）年　秋田大学医学部卒業
1985（昭和 60）年　秋田大学医学部第 2 外科に入局。
　　　　　　　　　その後，公立角館総合病院外科（科長），
　　　　　　　　　厚生連雄勝中央病院外科（科長），千葉徳州会病院外科（部長），
　　　　　　　　　亀有病院外科（部長）などに勤務
2004（平成 16）年　亀田総合病院外科（医長）
2007（平成 19）年　亀田総合病院外科（部長）
2016（平成 28）年　亀田総合病院消化器外科（部長）
2019（令和元）年　亀田総合病院消化器外科（顧問）
2020（令和 2）年　総合南東北病院総合医療センター（部長）

日本外科学会指導医・外科専門医
日本消化器外科学会指導医・消化器外科専門医

所属学会
日本外科学会，日本消化器外科学会，万国外科学会，臨床解剖学研究会，
米国結腸直腸外科学会，米国ヘルニア学会

著書
『腹腔鏡下大腸癌手術―発生からみた筋膜解剖に基づく手術手技』（医学書院，2012）
『正しい膜構造の理解からとらえなおす ヘルニア手術のエッセンス』（医学書院，2014）
『Laparoscopic Colorectal Cancer Surgery: Operative Procedures Based on the Embryological Anatomy of the Fascial Composition』（Springer，2016）
『腸閉塞症』（メジカルビュー社，2017）

审译者名单

主审

姚　力　　中日友好医院
王利明　　中国医学科学院肿瘤医院深圳医院

主译

王　利　　赤峰松山医院
肖　鹏　　青岛西海岸新区中心医院
罗鹏飞　　张家界市中医医院

译者

田宫庆一　中日友好医院
侯志勇　　中日友好医院
花　瞻　　中日友好医院
鲁　鹏　　赤峰松山医院
王　武　　赤峰宝山医院
游先强　　平阴县人民医院
李正友　　广南县人民医院
李靖竹　　迪庆藏族自治州人民医院
李英儒　　中山大学附属第六医院

序

本书借用了 Lichtenstein 法，这是针对腹股沟疝的一种前向手术手法（前方入路），是腹股沟疝的基本手术方法。

我在 2014 年发表的关于疝气的总论文章中，表达了"从正确地理解膜构造出发，重新把握疝气手术的精髓"（医学文献）的观点，可以对腹股沟疝的概念及其手术方法进行简要的描述。但是，我感到还有很多需要在临床传达的东西。因此，在考虑"超实践性的著作是什么"的时候，明确了要将手术中的一举一动用理论说清楚。有些书虽然可以马上阅读、吸收，但也包括不一定能马上学会的技巧。

在重新研究腹股沟疝并编著这本书的过程中，我感到腹股沟部解剖的全貌还没有被阐明，我们从 1995 年 Condon 的著作中寻求解决这一问题的线索。这样，腹股沟部的解剖几乎全部都可以通过筋膜构成来理解。请尽情阅读本书。

此外，我再次感到，几乎没有描述女性腹股沟疝的论文和图书，更不用说关于手术技巧的记载了。因此，本书中加入了女性腹股沟疝的前向治疗。在没有参考文献的世界里，McVay 的解剖学书成为我前进的向导。

考虑到这些问题，我向医学书院医学书籍编辑部的饭村祐二先生表达了想要编写本书的意向，最终得以出版。这都多亏了饭村先生的支持。

青木出版工作室的青木勉先生总是把我拙劣的铅笔画换成易懂的插图，让我羞愧得抬不起头来。他原本是我的兄长巧的好朋友，现在兄长已在天堂。所以，希望青木先生能健康长寿。

最后，向一边工作一边支持我的妻子千津子表示感谢。

综合南东北医院综合医疗中心
三毛牧夫
2020 年 9 月初秋，眺望阿武限山地的山峰

简介

本书是借腹股沟疝手术，传达手术技巧的基本事项的著作。

在外科进修的第 1 年、第 2 年，在繁忙的日子里进修的外科专业医生，也许感觉自己终于可以做疝气修补的手术了。通过"能做手术"而获得自信，仅凭"能做"就感到喜悦，我自己也是如此。想知道"能做"背后的东西，是从什么时候开始的呢？就算已经"可以做"了，那可以作为教育人员对专业医生解释说明吗？这说明必须从"学会"开始。站在自己力所能及的位置上，没有前进的力量是无法进行教育和指导的。另外，我认为，手术的基本手法的一举一动是不能恣意妄为的，必须切合实际，确实可行。

想当外科医生的人，自然想把手术做得好。而且，在指导医生的指导下完成手术时会特别高兴。但是，这个手术是自己一个人完成的，还是在几乎被指导医生夺走主动权的情况下完成的，这个意义完全不同。不要成为靠自己的力量无法完成手术的术者，这将作为"缺陷"留存终生。而且，指导医生也不应该支持这样的事情。为此，指导医生必须用语言进行适当指导。术者作为专业医生必须对指导医生的话做出反应，再"反馈"到 Cooper 刀的前端。术者和助手的工作，离不开对胚胎学、解剖学、生理学的知识掌握。

愿专业医生们能愉快地学习腹股沟疝手术，熟练操作手术器械。

那么，开始学习基础中的基本课程吧。

目录

第1章
男性腹股沟疝手术

暴露手术视野

为了理解男性腹股沟部的筋膜解剖，能在视野里确认术野的全部，以男性右腹股沟疝为例考虑手术手法。

1 在手术室

患者麻醉后，外科医生亲自进行剃毛。剃毛是指将与手术有关的部分的毛剃掉。手术日前用剃须刀等剃毛，会对皮肤造成微小的损伤，因此曾被认为不可以剃毛，但在之后的随机对照试验中，有研究认为这种损伤对身体没有影响。在腹股沟的相关手术中，由于会阴毛发可能会进入创口，所以在手术前用按摩钳除去耻毛。在不影响手术的前提下，在最小范围内剃毛。例外的是，就算手术不能触到同侧耻骨结节，但是需要考虑覆盖布的范围，剃毛范围自然就会大一些。

我认为备皮剃毛这种事，还是术前提前向患者说明并取得患者同意比较好。有些患者也会在术后因得知自己没有耻毛而愕然。同样，腹腔镜手术中肚脐切开也存在同样的问题。好像是出于美容角度考虑而从脐部切开，但还没有研究切脐后创面的预后的论文。相反，使用肚脐的单孔手术中，术后发生疝气的概率很高。我自己不想被割开肚脐。你呢？你怎么想？

2 手术前

1）洗手

洗手是指为了进行手术，从胳膊肘到手指用灭菌水和消毒液进行清洗。过去，洗手的原则是先用洗涤剂擦洗，然后再用灭菌水洗手，但最近只擦洗指尖，然后用双手从胳膊肘开始搓洗到手指。而且，对于一天内的第二次洗手，应该缩短洗手时间。理由是，洗手过程中术者自己的手臂和胳膊会有微小的伤痕。这是为了避免由此形成细小的脓肿。另外，外科医生的手经过 2h 就会满是细菌，所以也有证据表明不用灭菌水，用自来水就可以了。

腹股沟疝手术是细菌不参与手术的"清洁手术"。急性腹膜炎等，大便从肚子里漏出来的手术，大肠埃希菌已经散布腹腔了，所以叫作"不洁（污染）手术"。中间意义上的如大肠癌手术等则称为"准清洁手术"，因在某个切大肠的断面含有大肠埃希菌，所以不能称为"清洁手术"。对手术本身进行分类，意味着手术中使用的材料、技术也应该随之改变。

2）关于手套

　　以前的橡胶手术手套，为了戴起来方便，有的会在上面涂上爽身粉。这是外科医生禁用的手套。40多年前，消化外科就有报告指出，带粉末的手套会引起腹腔内粘连，因此，在欧美国家不使用。而且，最近整形外科的医生发表论文说，即使在整形外科手术中，从过敏的观点来看，也不应该在手术中使用带粉末的手套。因此，带爽身粉的手套应从医院手术准备中撤下。

　　最近市面上也有不含橡胶的手套。对橡胶过敏的笔者使用的是这种不含橡胶的手套。

　　一般认为，手术用手套是确立了外科手术操作制度的 Halsted 为了器械护士而制作的。在那之前，医护人员是赤手空拳的。当然，也没有消毒的概念。

3）术野消毒

　　以手术区为中心向边缘消毒为原则。消毒液最好等到干燥后再用，但由于时间的关系手术器械会变得黏糊糊的，所以不得不擦拭。虽然也有用酒精擦拭的器械，但从消毒的角度来看是不可取的。可以盖上一层纸做的手术盖布，只露出手术区域（**图1**）。

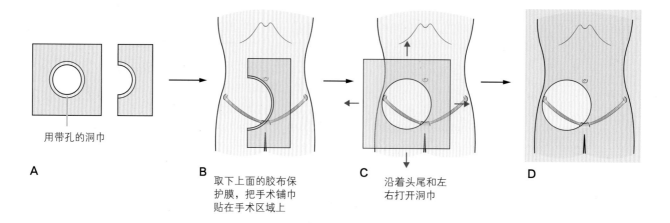

用带孔的洞巾

A

B 取下上面的胶布保护膜，把手术铺巾贴在手术区域上

C 沿着头尾和左右打开洞巾

D

图1　腹部铺巾的方法
由于手术范围小，因此使用带孔的洞巾。铺巾的标准是能辨识或触摸耻骨结节和髂前上棘。

　　最先想到手术中的消毒法的人是 Lister，他设计了用苯酚消毒手术器械，一边向手术室喷苯酚喷雾一边实施手术。Lister 开发的 Lister 钳也在消化系统外科手术中经常使用。

　　消毒是指将对象物中存在的具有致病性的微生物（细菌、病毒等）减少到无害的程度。灭菌是指杀灭或者除去存在于对象物中的所有微生物，但在现实中，由于无法完全消灭细菌，满足无菌性保证便被视作已经完成灭菌。Sal $\leq 10^{-6}$（减菌操作后微生物存活于被灭菌物中的概率为 1/100 万）在国际上被采用。

　　常规采用的铺巾方法有时会很麻烦，那就是碰到不能触知病侧的耻骨结节的情况。这时在正常侧也没有覆盖洞巾时，参考正常侧将其对称位置想象成病侧的耻骨结节，从而考虑切开皮肤的范围（**图2**）。

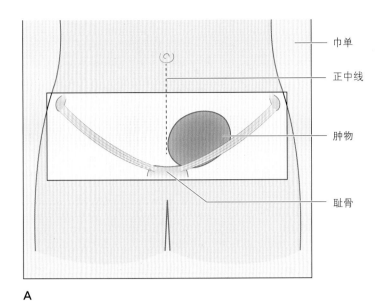

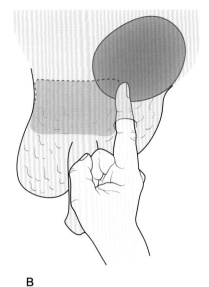

A

B

图2 耻骨结节不明确时的铺巾方法和触诊方法

在无法触到病侧的耻骨结节的情况下，当正常侧也没有铺巾时，可以参考正常侧将其对称位置想象成病侧的耻骨结节，考虑切开皮肤的范围（**A**）。耻骨结节通过从阴囊侧插入食指而触到（**B**）。

病侧耻骨结节，无论该部位存在多么大的生殖器疝，通过从距离皮肤足够的、尽可能远的阴囊部插入食指都可触知（**图2B**）。这是以前鉴别腹股沟内疝还是腹股沟外疝而传下来的技术，但是由于手指到达腹股沟床会引起患者疼痛而不再进行。在麻醉状态下可以实施。但是，阴囊部分相对来说是消毒不到位的部分，所以消毒后最好不要进行触诊。以正常侧为参考，判断病侧耻骨结节的位置。

术者、助手的站立位置

关于术者手术时的站立位置，考虑到手术要容易进行，所以希望能够根据需要自由移动。在这个意义上，作为指导医生的助手也应该注意这一点。

以右腹股沟疝手术为例，术者站在患者的右侧。那么，在左腹股沟疝手术中，术者站在患者的哪一侧比较好呢？因为腹股沟外疝手术中，要从精索剥离气囊并游离，如果不站在患者右侧是做不到的，所以在进行这种手法的操作时，必须站在患者右侧。除了这招以外，考虑到术者站在容易操作的位置就可以，改变站位不需要退让。

术者在做胃的手术中站在患者的右侧，在做骨盆内的手术中站在患者的左侧。这是因为手术分别是从尾侧向头侧的手术、从头侧向尾侧的手术。那么，腹股沟疝手术中术者该如何站位呢？这是术者的动作都应该是从尾侧向头侧的手术，特别是确保精索的操作，以及从精索中找出气囊的操作，只能从尾侧向头侧。因此，无论手术侧是左侧还是右侧，对精索的操作中站在患者的右侧都是正确的。当然，做腹股沟床加强手术时，在线针操作中运针困难的情况下，改变站立的位置不能马虎。

手术台应配合高个子医生，而不应配合指导医生的身高（图3）。个子矮的医生应该站在脚台上。胳膊肘弯曲成直角时，前臂背侧有一个手术区域，这就是手术台的高度。手术区域的深度也是重要因素之一，所以这个高度也应该根据操作随时调整。

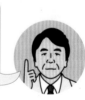

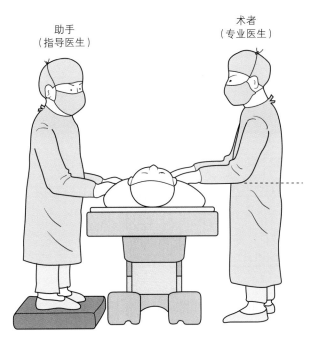

图 3　手术台与术者、助手的关系

术者长得高，助手（指导医生）就上台子。如果助手是高个子，术者在台上必须平衡这个身高问题。助手不能掌握手术台高度的主动权。

在腹股沟疝手术中，术者头要低下，身体朝向患者的尾侧。本来术者的身体应该朝向术野，朝向头侧会比较好。

　　但是还是要关注具体的手术方法，手术是在术者、助手、器械护士、巡回护士的协同下实施的。笔者以前一直在强调一件事，那就是，术者和助手的口头指示通常是"手术刀"和"Péan 钳"等，当然可以默默地把它们交到器械护士手上，但对于"请取出平时用的修补网"这样的指示，有时巡回护士却完全没有反应。在不知道有没有听见的情况下，必须说"拜托了，听见了请回答我"的情况是很痛苦的。也就是说，术者和助手之间，以及对周围的指令和要求要明确地进行，尽量不要反问。

　　此外，对此的答复也需要明确。

2 进行皮肤切开

腹股沟疝手术中的"术者三原则"是：①能自行考虑切开皮肤；②能在正确位置切离腹外斜肌腱膜；③能包扎精索（确保剥离）。

1 为了切开皮肤所做的标记

从右侧腹股沟疝手术开始讲起，首先进行皮肤切口标记。有的医院，指导医生指导切口的位置时说"从这里切开"或者"从那里切开"，那样术者的操作就不合格，指导者也不合格。术者自己要理解为什么要切那里，然后再切开。

皮肤表面是不平滑的，有很多被称为皮沟的沟。这个皮沟的走行方向根据身体部位而定，被称为皮肤纹理。在皮肤的深层，弹性纤维向同样的方向走行。因此，在皮肤上打圆孔时，会形成以皮肤张力强的方向为长轴的椭圆（**图4A**）。这种情况，在作为皮下肿块的粉瘤切除术中常会遇到。在这个手术中，沿着皮肤纹设想如**图4B**所示那样地切开，是为了避免创口封闭时太紧绷。这些弹性纤维的走行可参见 Langer 割线示意图（**图4C**）。与这个 Langer 割线垂直切开的话，弹性纤维会被切断，缝合时会增加额外的张力。

无论是上腹部的正中切口还是下腹部的正中切口，人体的皮肤表面本来就有一条"这里是正中"的线（**图4D**）。因此，沿着这条线切开，在上腹部不露出腹直肌的情况下，可以切开想要到达的白线。在腹股沟，耻骨弓上褶皱（sulcus suprapubicum；也可以翻译为"耻骨上沟"）这样的皱纹在成人身上也存在着，其两端应该是髂前上棘（**图4D**）。在小儿腹股沟疝手术中，沿着这条线切开是美容刀口。也就是说，我们应该记住，皮肤切开法的理论已经在皮肤本身纹理中被描绘了。

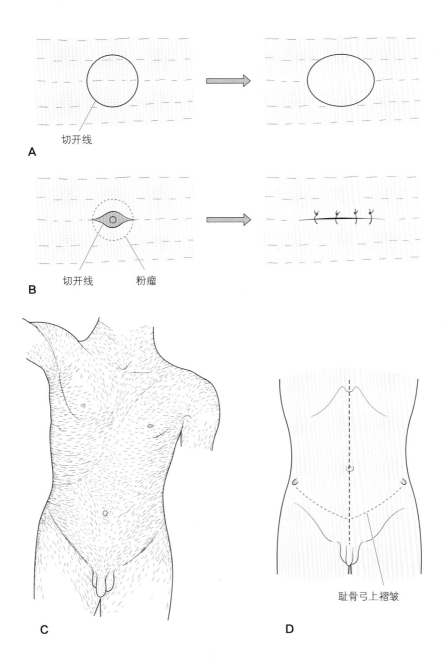

图 4 皮肤割线（Langer 割线）

A、B：在皮肤上开圆孔时，会形成以皮肤张力强的方向为长轴的椭圆（**A**）。这在作为皮下肿块的粉瘤切除术中会遇到（**B**）。

C：显示 Langer 割线。

D：仔细观察腹部正中线也能看到，其背部正好是白线，与小儿腹股沟疝有关。耻骨弓上褶皱也见于成人，其两端为髂前上棘。

对于腹部已经有切口的患者，可以确认切口是否与皮肤上的标记相吻合，由此可以衡量外科医生的能力。

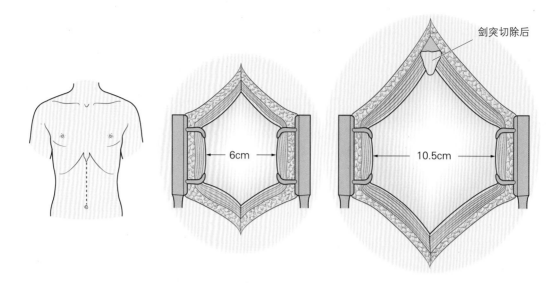

剑突切除后

6cm

10.5cm

图 5　上腹部正中切口的延长
上腹部正中切口狭窄时，切开剑突后其宽度会明显增大。但是，有很多外科医生会在下腹部延长切口，向尾侧的延长相应地增加了腹壁粘连范围。

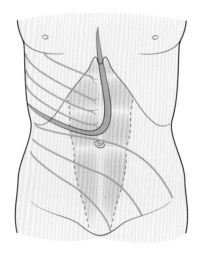

图 6　幕内切口
幕内的"J 字切口"，在防止组间神经损伤的意义上，可以说选择此切口对神经有益。

　　上腹部正中切开，如果想扩大切口，不应将切口伸向尾侧，而应切开头侧的剑突，这样可以明显地扩大切口（图5）。像这样，即使做一个切口，也需要了解很多的知识。并且，在考虑根据疾病选择最好的皮肤切口的情况下，也有必要考虑到皮肤的神经走行，好的例子是对肝癌的幕内切口（"J 字切口"），这可以说是对各组神经温柔的切口（图6）。

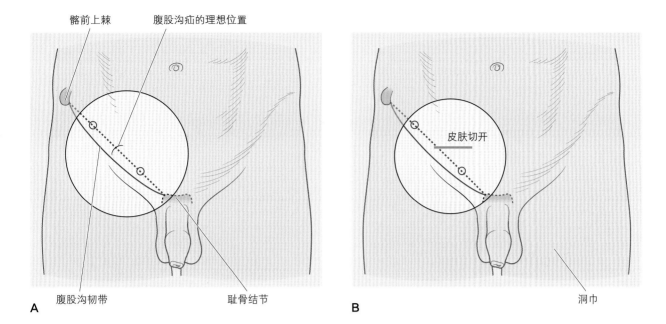

図 7 切开皮肤前的标记

假定从髂前上棘到耻骨结节的直线的中点是深腹股沟环（**A**），从这个部位开始沿着 Langer 割线向内侧进行皮肤切开（**B**）。

一般认为沿 Langer 割线切开皮肤比较好（**图 4C**）。脂肪层多的患者的 Langer 割线在下腹部有横向的倾向。

画一条从右髂前上棘到右耻骨结节的直线，其中点可以设想为深腹股沟环（**图 7**）。

用拇指和食指夹住耻骨结节，可以触摸到三角形的结节。髂前上棘是骨盆骨头中最突出的部分（**图 8**）。摸到尾侧腹股沟韧带的凹陷处，向前、向外突出的是髂前上棘（**图 7**）。如果从头侧触诊，有时会将髂骨结节误认为是髂前上棘。在手术实践中，专业医生容易犯这些不经意的简单错误，所以必须掌握"尾侧触知"。

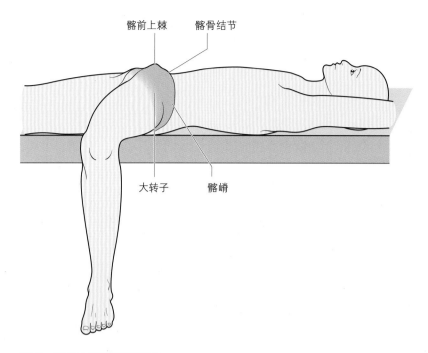

图 8 髂前上棘和髂骨结节

髂前上棘作为耻骨结节之间连接的桥梁，上方紧贴腹股沟韧带。卧位在最腹侧，头侧有髂骨结节，连接髂骨后。因此，如果从尾侧追踪腹股沟韧带到头侧，就可以摸到髂前上棘。看似明白，实践中却容易弄错。

位于背侧腹膜的精索下到阴囊的腹壁的孔是深腹股沟。反过来说，就是包含在精索中的输精管也是精索血管进入腹腔内的部位。从这个部位出来的疝就是腹股沟外疝。为什么精索会在腹腔中，并且毫无防备地下降至阴囊，这个缘由现在也不是很清楚。

　　右侧腹股沟疝可以露出深腹股沟和腹股沟床，可以露出右侧耻骨结节部和耻骨腹侧面，而且沿着皮肤割线的切口比较好，所以从深腹股沟部沿着皮肤割线向内侧开 5～6cm 的切口。

　　这里需要注意的是，人的骨盆形态并不固定，皮肤的柔软度、皮下脂肪的多少都是不固定的。因此，如果不考虑这些因素而进行皮肤切开的话，手术视野的暴露就会变得很困难。将耻骨结节和髂前上棘最突出的点用线连接，以髂前上棘的中点为指标设想切口，耻骨结节会离切口较远，这对术者和助手来说都是相当大的手术（**图 9A ①**）。考虑从设想的切口到耻骨结节的三角形，如果到耻骨结节的距离较远，需要在尾侧重新校正切口线。这是因为，如果切口到耻骨结节的距离变远，耻骨结节部的精索剥离和耻骨腹侧面的网状

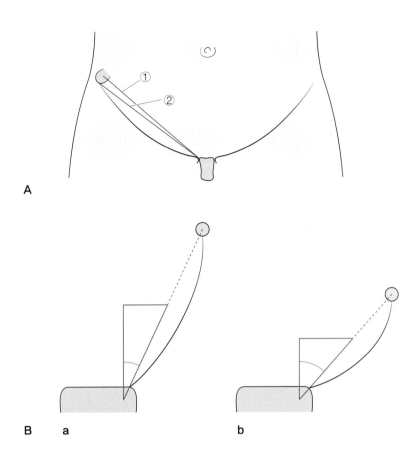

图9 皮肤切开线的考虑想法

人的骨盆形态并不固定，脂肪量也不固定。因此，做腹股沟疝手术中的皮肤切口，根据患者和病情的不同，难度也不同，必须有相应的理论。"从耻骨结节开始到髂前上棘"中的"髂前上棘"指的是哪里呢？是腹侧顶点（**A**①）还是腹股沟韧带附着的尾侧缘（**A**②），其切开方法（从耻骨结节到髂前上棘的线的中点）发生偏差。而且，这关系到手术的难易度。从耻骨结节到髂前上棘连线陡峭的患者（**B-a**）和平缓的患者（**B-b**）相比，前者难度较高，且前者多见于消瘦的患者，因此难度进一步加大。相反，后者多用于脂肪多的肥胖患者，做手术切口比较容易。

物固定缝合都会相当困难。为了避免这种情况的发生，需要设定切口，使切口创面和耻骨结节形成的三角形不成锐角（**图9B**）。另外，有些患者的情况是从耻骨结节到髂前上棘的线非常陡峭，如果采用沿着皮肤割线的美容切口切开的话，耻骨结节之间的距离非常远，就会造成在精索的脱离及网状物的固定时，如果助手不以相当的力量展开局部部位，手术将无法顺利完成（**图9B-a**）。

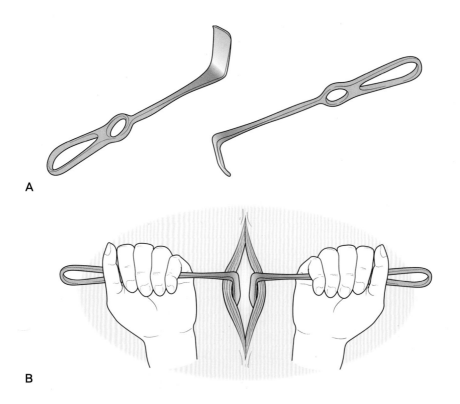

图 10　Langenbeck 扁平钩的使用方法

Langenbeck 扁平钓（**A**），基本上如图所示手掌外翻握持（**B**）。
通过束紧腋窝，可以承受长时间的牵拉。相反，如果掌心内翻握持的话，腋窝会打开，用 3 个关
节（肩关节、肘关节、腕关节）握持，牵拉容易放松。

　　以上是标准切口的切开方法，如果术者和指导医生两人一起做手术，不建议采用这种
切口。因为助手的两只手需要牵拉 Langenbeck 扁平钩（以下简称扁平钩）（**图 10**）来展
开术野。所谓助手的作用，就是与术者的对抗牵引或者是清除妨碍术者操作的组织。对抗
牵引是通过助手在术者左手牵引的另一侧牵引，术者进行"制造手术区域（面）"的操作
（**图 11**）。因此，在这种情况下，最好是采用与深腹股沟环和耻骨结节连线处的腹股沟韧带
平行并且助手单手拉钩就能完全暴露的切口。相反的考虑是，对于不熟悉手术的术者，手
术中应加上一位指导者，或再加一位稍微熟悉此项手术的助手共三人施行也是可以的。

　　　欧美医生的腹股沟疝手术，大部分都是通过术者手指的牵引来
完成的。虽然这并不是什么不好的技术，但我不禁怀疑，这是在真
正理解筋膜解剖的情况下进行的手术吗？因为我认为他们没有将手
术视野充分暴露。

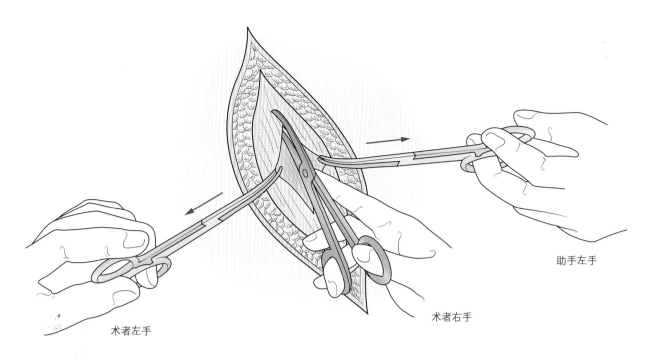

助手左手

术者右手

术者左手

图 11　对抗牵引的重要性
在手术中，术者和助手的对抗牵引很重要，这样可以形成最适合术者的术野，即可以"制造手术区域（面）"。

　　腹股沟疝（如阴囊疝、巨大疝等）在手术前无法回纳到腹腔内时，一般建议切开皮肤时切口最好与腹股沟韧带平行，切开后可以直接看到耻骨结节。另外，对于肥胖的患者（皮下脂肪厚的患者）和瘦的患者，髂前上棘和耻骨结节连线很陡峭的患者，考虑到耻骨结节处非常狭窄，在此处进行手术很难展开，所以采用与腹股沟韧带平行的切口来操作。另外，就切开皮肤的设想，如在铺洞巾那里采用的方法中所述的那样（**图 2**），确定病侧耻骨结节是非常重要的。

　　巨大疝的定义是，立位时气囊从大腿中央垂到尾侧的情况。"巨大"这个词有时在表示病变的大小时使用，但我们有必要理解区分这是根据定义使用的还是随意使用的情况。

2 切开皮肤

　　用术者的拇指和第二指展开需要切开的皮肤。当然，皮肤的展开方向与切口垂直（**图12**）。如果展开程度不够，出现皱纹不能绷直的面，助手的左手就需要开始协助。进修中的外科医生用手术刀切开皮肤时经常看到的情景是，为了不妨碍自己的视线，将手术刀向右侧倾斜。原则是在皮肤上垂直切开，视线必须稍微移开。

　　用手术刀切割时，要求手术刀与切面成直角。即使是最简单的切割线，也只有线和剪刀呈现垂直角度时才最容易切断，并且可以保证切开线在正确的位置。另外，关于缝合操作，缝合针也是刀具的一种，如果要适用这个原则的话，对于被缝合的东西首先原则上需要在刺入点上以直角刺入。缝合针从组织出来时与表面成直角是基本的要求。

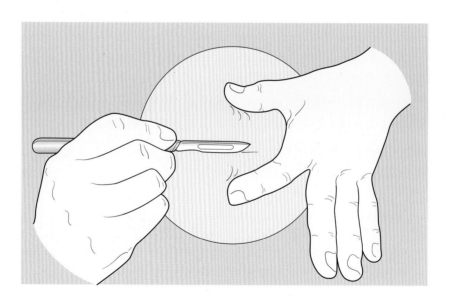

图12　手术刀切开皮肤
术者左手绷紧切口部位，将手术刀垂直贴在皮肤上进行皮肤切开。切开部位不能很好地暴露手术视野时，需要助手的辅助。

"手术刀"这个名称来源于荷兰语的"mes"，荷兰语中的 mes 是小刀的意思。日语的手术刀的意思是荷兰语的"ontleadmes"、英语的"scalpel"。在日本一般称手术刀为 mes，这是日本独有的叫法。

尖头的尖刃被称为 Spitz 手术刀，用尖头插入皮肤进行切割（**图 13A**）。另外还有圆刃，在腹部切开（**图 13B**）。圆刃大小各种各样，基本上小切口用小刀刃，大切口用圆刃大的手术刀。拿手术刀手法有拿笔式的笔型和拿小提琴弓式的小提琴型，前者适用于小切口，后者适用于大切口。

在消化器外科切较硬的组织时，要将食指放在手术刀的背部（**图 13C**）。

在外科学中，切开可以说是"用术者的左手切"（**图 12**），术者必须和助手一起"制造"手术区域，因此术者左手切开的皮肤必须保持一定的张力。高明的术者其实是使用左手的高手。并且，熟练的助手不出风头，能很好地辅助不习惯左手操作的术者"制造"左手术野。不熟练的术者努力"制造"术野，助手不要做一个"窃取"手术操作者。那样的话，从一开始就应该自己做术者。这被称为术者、助手的"角色认识不充分"。

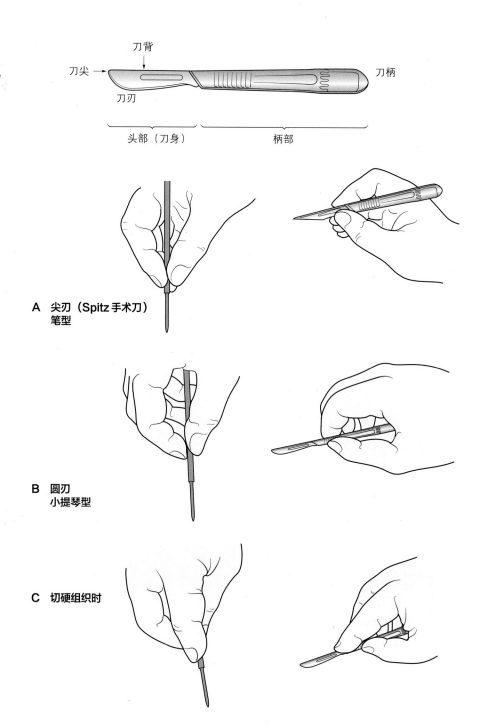

图 13　关于手术刀

记下手术刀各部位的名称。手术刀刃分为尖刃和圆刃。手术刀拿法分别推荐笔型和小提琴型握法，前者适用于小切口，后者适用于大切口。切硬组织时，用食指抵在手术刀背侧切。

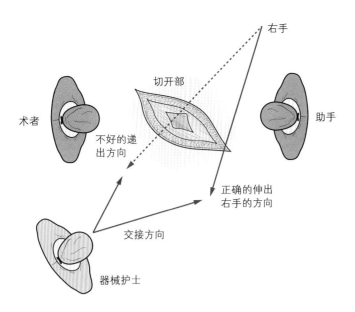

右手

切开部

术者

助手

不好的递
出方向

正确的伸出
右手的方向

交接方向

器械护士

图 14　用于保持手术视野的器械递出和接回手
之所以建议护士在术者的尾侧位置递出器械，是因为原则是刀的交接不通过术野。同样，手横
穿视野也会妨碍视野。因此，助手应该本着不能横穿术野得到器械的原则自行决定出手的方向。

　　器械护士和术者以及助手的器械的交接方向也很重要。
　　在这个意义上，器械护士不得不和术者站在同一侧。由于不能
挡住术野，特别是助手的右手不能横穿术野。助手必须考虑右手向
哪个方向伸出来接器械（**图 14**）。另外，第 2 助手不能横穿第 1 助
手的视野（确立"领空权"）。第 2 助手从第 1 助手处拿东西的时候，
手掌必须朝向天花板，特别是拿扁平钩，如果不那样做，第 2 助手
的手将妨碍术野（**图 10**）。

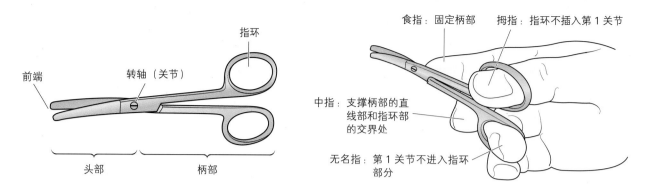

图中标注（从左到右、从上到下）：

前端　　转轴（关节）　　指环

食指：固定柄部　　拇指：指环不插入第 1 关节

中指：支撑柄部的直线部和指环部的交界处

无名指：第 1 关节不进入指环部分

头部　　柄部

图15　Cooper 剪刀的使用方法

Cooper 剪刀的握法为曲线和手掌相匹配。指环可插入拇指和无名指，但均不得插入第一关节。食指是用来固定 Cooper 剪刀两个柄部的，中指是柄部的直线和手指环部的支持环境。

　　手术刀在腹部切开到脂肪层时，真皮和脂肪层之间会有点状出血。现在，为了防止这种出血，用手术刀切开少量真皮层，然后再用电刀继续切开，手术几乎不会出血。但是，腹股沟疝手术的皮肤切口的两端用电刀烧灼的话，最终的皮肤缝合创面难以长好，因此这个部位用 Cooper 剪刀（以下简称剪刀）或者手术刀切开。

　　持握剪刀的基本方法是，插入指环的手指是拇指和无名指，特别是手指的第一关节远端指节间关节（distal interphalangeal joint，DIP）也不能插入。另外，还需要用食指固定柄部（"方向盘"）。中指位于柄部的直线部和指环部的交界处（**图15**）。

　　关于"创"和"伤"的定义，在医学部的外科学总论中似乎没有相关内容。在护理学的教科书中，有这样的描述："创面有创伤，伤口有缺陷。""创"是指从外面可以看到的"损伤"。因此，挫伤、切创、刺创等都可以看到。而且，从外面看不见的"伤"，例如肝挫伤、肺挫伤等，也适用"伤"这个词。作为例外的是灼伤，这是因为比起外表，脱水的内在更重要，所以灼伤就容易理解了。

3 到达腹外斜肌腱膜

1 皮下组织的分离

　　用手术电刀切开皮下组织，最先出现的筋膜是 Camper 筋膜。关于这一点，否定其作为筋膜存在的文章也随处可见，但如果观察切开的脂肪层断面，就可以看到其中白色的少许线条。再避开脂肪组织的话，会出现闪闪发光的 Scarpa 筋膜。用电刀切开皮下组织时，难度会根据脂肪的多少而改变。但需要注意的是，对于皮下脂肪非常少的患者，可能会一口气切开腹外斜肌腱膜。

　　也有将 Péan 钳插入皮下组织进行开排，然后插入肌钩，这是钝性地剥离腹外斜肌腱膜的器械。在这种情况下，首先需要注意的是钳子的方向。初学者经常会有这样的困惑，必须十分注意 Péan 钳的前端是否朝向头侧（**图 16A**）。可以想象 péan 钳呈直角插入腹外斜肌腱膜（**图 16B**）。

　　如果腹股沟疝手术中不思考筋膜构成，那么其他手术中也会在不了解筋膜构成的情况下继续进行手术。这样一来，仅通过完成每天的手术，就很难有新发现。

　　开始是最重要的。也就是说，切开皮下组织也要尽量按顺序进行锐性切开，一个一个地展开。

　　第一次拿电刀时，右手有时会因为紧张而颤抖。这种情况下，将右手放在展开术野的左手上进行切开，就会稳定下来（**图 17**）。

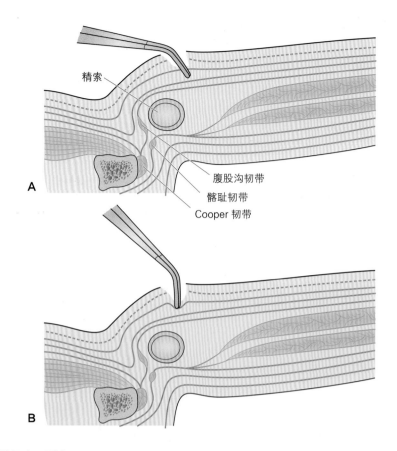

精索
腹股沟韧带
髂耻韧带
Cooper 韧带

A

B

图 16 用 Péan 钳进行皮下剥离

将 Péan 钳插入皮下组织进行组织分开，然后插入肌钩一举剥离腹外斜肌腱膜，这种技术的关键在于 Péan 钳的方向。必须充分注意 Péan 钳的前端是否朝向头侧（**A**）。在可以想象的腹外斜肌腱膜中以直角插入（**B**）。

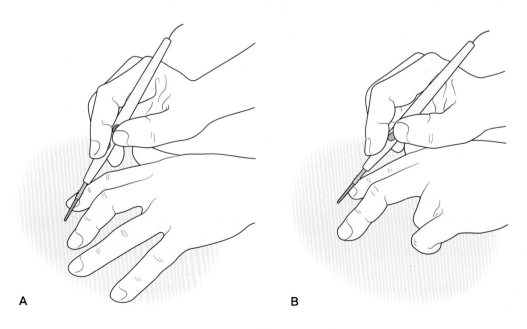

A

B

图 17 电刀的使用方法

术者在用电刀切开皮下时，由于紧张，有时会出现右手颤抖的情况。如果像 **B** 那样将右手放在左手上，就可以不晃动地切开。

以前，主要使用手术刀或者剪刀进行组织剥离，但目前使用手术电刀切离、剥离很普遍。由于用手术电刀进行剥离是积累经验后才能操作的技术，所以对于进修中的外科医生来说是一项困难的技术。

但是，在消化道外科，通过理解筋膜构成，这项技术也变得容易。最终最难懂的技术，是粘连较多的肠管再次进行手术的技术。

Camper 筋膜和 Scarpa 筋膜是理解全身的"筋膜构成"不可缺少的术语。Camper 筋膜又称皮下筋膜浅叶（浅筋膜）（**图 18**），是考虑体壁筋膜构成所必需的筋膜，但确实比较稀薄。有"浅"自然就有"深"，Scarpa 筋膜就是皮下筋膜深叶（深筋膜）。

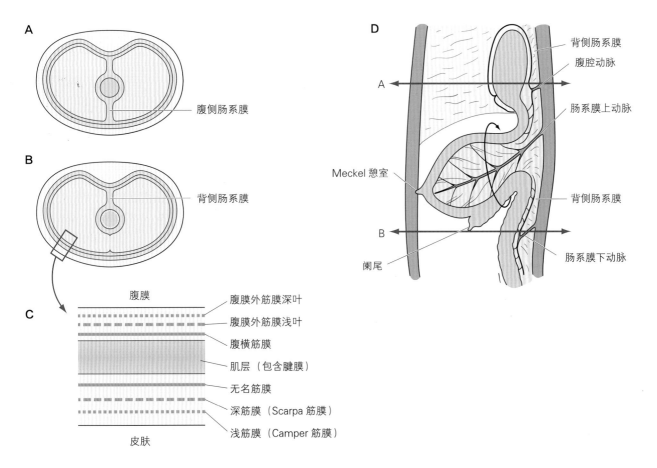

图 18　腹部筋膜的洋葱式解剖定义

腹部筋膜的解剖，用"洋葱概念（onion concept）"来考虑的话很容易理解，名称也容易记住。在腹股沟和大腿部，这个概念也很重要。

人的身体，特别是腹部，正如原东京医科齿科大学解剖学教授佐藤达夫先生所说的"洋葱概念（onion concept）"，像葱头一样呈层状，形成这一边界的部分用"筋膜"一词来表示。根据这个理论，可以理解腹部的临床解剖，一直联系到理解如何进行手术（**图18**）。但是，佐藤达夫先生和高桥孝先生（原癌症研究会附属医院外科主任）所启发的外科学对筋膜构成的理解还远远不够深入。

　　另外，随着腹腔镜技术的盛行，研究者发表了很多随意解释筋膜构成的文章，对此应该如何考虑呢？拙著《腹腔镜下大肠癌手术——以筋膜解剖和组织胚胎学为基础的手术技巧》（医学书院，2012），不仅记载了腹腔镜的手术技巧，而且是面向腹部手术的筋膜构成的说明书。也就是说，应该意识到今后的腹部外科学没有筋膜知识是无法进行下去的。虽然已经进入了可以通过互联网观看欧美外科医生手术的时代，但是忽视筋膜构成的手术还是很多的。此外，美国的消化器外科教育不包括"筋膜构成"。美国的手术哲学很简单，也就是"一个人做手术"，术野只要自己能看见就好。为此，作为手技用手指展开手术视野也是没有办法的办法。

　　筋膜被定义为一团结缔组织，其大小足以用肉眼看到。它的构成各种各样，一般在筋膜中都有胶质纤维交织在一起，但是很少能见到在肌腱和肌腱膜中所见的致密平行方向的构成。另外，"筋膜不一定是覆盖肌肉的，还有包裹其他器官（腺体等）表面的，以及形成疏松结缔组织的模型隔板的。另外，在粗的血管周围看到的鞘也可以说是一种筋膜。

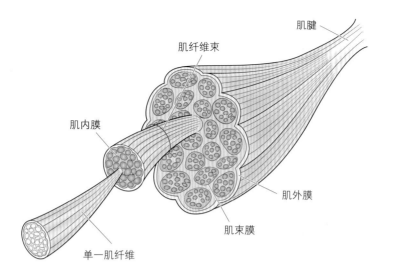

肌腱

肌纤维束

肌内膜

肌外膜

肌束膜

单一肌纤维

图 19　肌肉的筋膜结构

肌外膜在肌肉的两端移行到肌腱。在肌外膜内部，肌纤维集中形成肌纤维束，被称为肌束膜的结缔组织包裹。另外，每个肌纤维的周围有结缔组织性的肌内膜围绕。肌外膜、肌束膜、肌内膜等所有结缔组织都与肌腱相连，将由个别肌纤维产生的张力传递到肌腱。

　　在此，希望大家理解作为"肌肉"的膜的筋膜构成，对于后面的手术技巧是不可缺少的。肌外膜在肌肉的两端移行到肌腱（**图 19**）。在肌外膜内部，肌纤维集中形成肌纤维束，被称为肌束膜的结缔组织包裹。另外，每个肌纤维的周围有结缔组织性的肌内膜围绕。肌外膜、肌束膜、肌内膜等所有结缔组织都与肌腱相连，将由个别肌纤维产生的张力传递到肌腱。也就是说，在手术区域出现肌肉的手术中，外科医生应该经常观察该肌肉的肌外膜，但迄今为止，外科医生一直缺乏对肌外膜的观察或认知。

　　此时，术者已经能够理解这张腹股沟筋膜构成图（**图 20**、**图 21**），特别是它的纵断面必须记在脑中（**图 22**）。

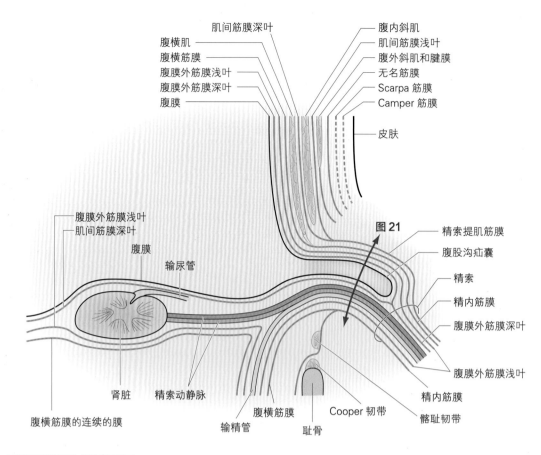

图 20　男性腹股沟外疝的纵断面
腹膜外筋膜浅叶、深叶与包裹肾脏的筋膜相同。在精索内，输精管、精索动静脉与肾脏位于同一空间。
肌间筋膜浅叶、深叶愈合形成精索提肌筋膜，但精索部分的膜是全周性的筋膜。

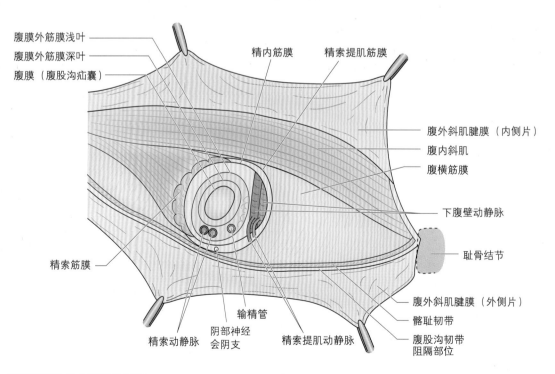

图 21　男性腹股沟外疝的冠状剖面
精索动静脉存在于腹膜外筋膜浅叶、深叶之间。肠系膜下血管分支的精索提肌动静脉在精索提肌筋膜和精内筋膜之间走行。阴部大腿神经也在同样的层间走行。

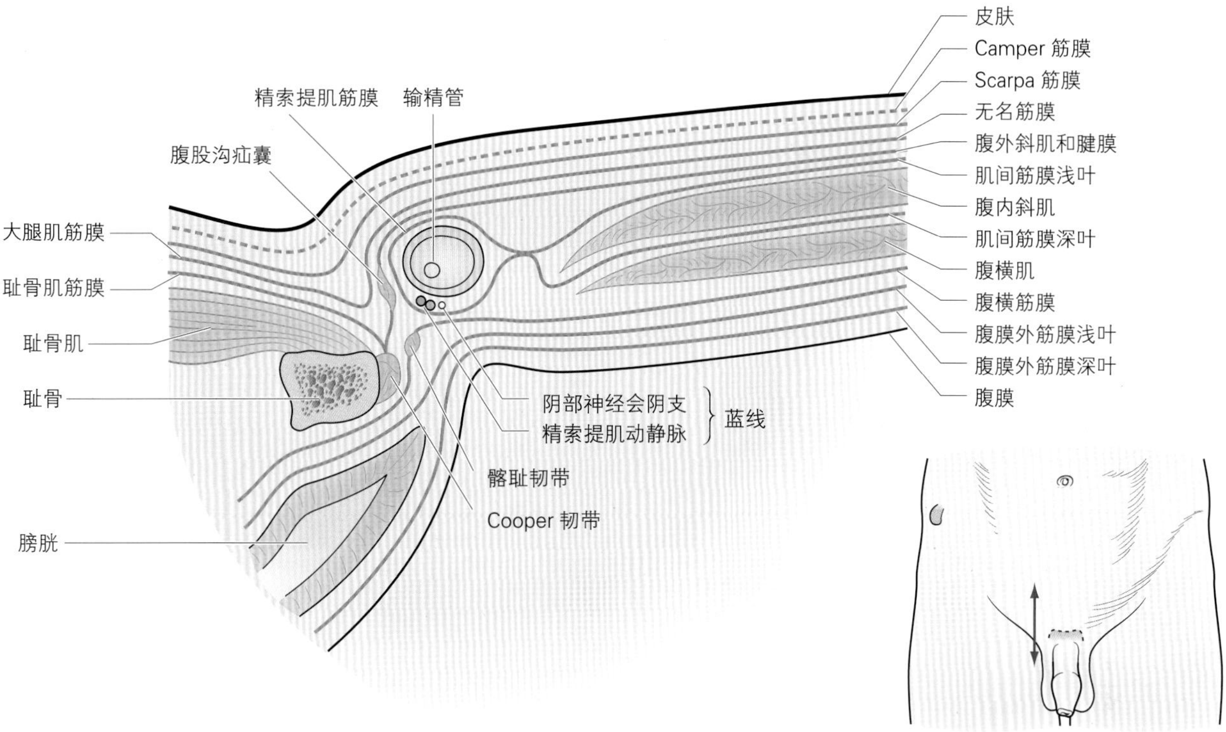
皮肤
Camper 筋膜
Scarpa 筋膜
无名筋膜
腹外斜肌和腱膜
肌间筋膜浅叶
腹内斜肌
肌间筋膜深叶
腹横肌
腹横筋膜
腹膜外筋膜浅叶
腹膜外筋膜深叶
腹膜
精索提肌筋膜
输精管
腹股沟疝囊
大腿肌筋膜
耻骨肌筋膜
耻骨肌
耻骨
阴部神经会阴支
精索提肌动静脉
蓝线
髂耻韧带
Cooper 韧带
膀胱

图 22　腹股沟的总剖面

从“洋葱概念”开始，就像夹住精索一样，腹侧和背侧都有相同数量的筋膜构成，以肌肉为中心对称。另外，肌间筋膜浅叶、深叶愈合的精索提肌筋膜对腹股沟的解剖很重要。

2　皮下血管的处理和 Scarpa 筋膜切开

在这一过程中，可以看到细小的皮下静脉向头部方向移动，可以用手术电刀进行凝血切断。用助手的扁平钓一边展开创口一边切开 Scarpa 筋膜。特别是 Scarpa 筋膜的两侧端也要切好（**图 23**）。切开 Scarpa 筋膜，可以看到背部透明的筋膜（无名筋膜）和其背部结实的腱膜组织（腹外斜肌腱膜）。Scarpa 筋膜的个体差异很大，有时相当强韧。透过该筋膜，可以看到其背部的脂肪组织，这对识别该筋膜很重要。综上所述，术者能否看清 Scarpa 筋膜是该手术的第一道关卡。

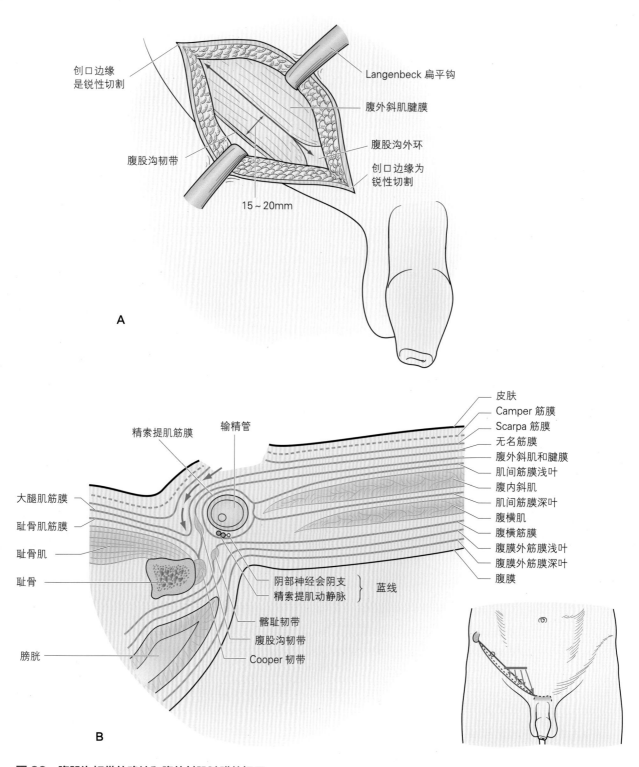

左侧标注（A图）：
创口边缘
是锐性切割
腹股沟韧带
15～20mm

右侧标注（A图）：
Langenbeck 扁平钩
腹外斜肌腱膜
腹股沟外环
创口边缘为
锐性切割

A

B图标注：
精索提肌筋膜
输精管

大腿肌筋膜
耻骨肌筋膜
耻骨肌
耻骨
膀胱

阴部神经会阴支
精索提肌动静脉
髂耻韧带
腹股沟韧带
Cooper 韧带

皮肤
Camper 筋膜
Scarpa 筋膜
无名筋膜
腹外斜肌和腱膜
肌间筋膜浅叶
腹内斜肌
肌间筋膜深叶
腹横肌
腹横筋膜
腹膜外筋膜浅叶
腹膜外筋膜深叶
腹膜

蓝线

B

图 23　腹股沟韧带的确认和腹外斜肌腱膜的切开

为了确定腹外斜肌腱膜的切开部位，必须将伴有无名筋膜的腹外斜肌腱膜表面向尾侧充分剥离，确定腹股沟韧带的折回部分。从折回部分 15～20mm 的部位开始作为切开预定线。无名筋膜是腹外斜肌的覆盖筋膜（investing fascia），尽量不要从腹外斜肌剥离。

切开 Camper 筋膜和脂肪的时候，在皮下的外侧可以看到腹壁浅血管。这根血管不要用线结扎，一定要用手术电刀凝固。由于线的原因而形成 Schloffer 肿块是很常见的。1909 年，Herman Schloffer 描述了腹股沟疝术后以结扎线为中心形成肿块，从而开始使用 Schloffer 这个词语。手术瘢痕部缝合线产生炎症反应，6 个月至数年后形成炎性肉芽肿。缝合线、筋膜及腱膜等的坏死组织有弱毒葡萄球菌及弱毒链球菌等的感染，肉芽肿形成及其周围明显的反应性纤维组织形成是导致疝气的原因。疝气是一种良性疾病，不会造成进一步恶性病变。大网膜中产生的布朗肿块（Braun tumor）、头部皮下引起坚硬纤维化的蜂窝状火焰（Holzphlegmone）等也是此类范例。需要与类腱瘤（desmoid）相鉴别。即使在最近，也会有这样的病例报道。

● 线的总论

对整个外科手术来说，在不同的情况下经常要考虑选择哪种线最合适。从前辈那里学到的线的选择不一定正确。相比之下，选择的理由更重要。

线的种类由材质、结构、粗细、长度来表示。主要有两种用途，一种是只用线连接血管等进行结扎止血，另一种是和针一起用于缝合。

● 线的种类

手术中使用的线大致分为吸收线和非吸收线。所谓吸收线，是指在体内使用时，在体内溶解并被吸收的线。被缝过的部位，随着时间的流逝被重建，用于即使在线被吸收之后缝合线也不会分离的地方。非吸收线是指在体内溶解后不被吸收，在长时间内将组织缝合后留在原处的线。也就是说，其抗张力很高。腹股沟疝初期用网状物对抗腹压，因此选择抗张力持续的非吸收线是非常必要的。

●线的材质

　　制线的材料有丝绸、聚酯纤维、聚丙烯、尼龙等。近年来，比起天然的材料，合成材料使用得较多。在 19 世纪，手术线是怎么做的呢？所谓线（catgut），是用动物的肠子制成的天然材料的线，这些动物主要有绵羊、山羊、牛、猪等。但是，由于起源于欧洲的疯牛病（bovine spongiform encephalopathy）的牛海绵状脑病的扩散，甚至在日本也检测出了疯牛病牛，因此动物来源的缝合线被禁止制造和进口。

●线的结构

　　线的结构大致分为两种（图24）。编线（多股丝线）是用多个灯丝（针织纤维）编织而成的线，柔软且容易处理，结不容易松。由于是编织物，在组织内部通过时阻力很大。细菌等进入织眼，细菌在线中有繁殖的情况。单丝（单股丝线）由 1 个灯丝组成，表面光滑，通过组织内部时阻力小。另外，因为没有织眼，所以细菌进入少。与针织纱线相比，它更结实、更难处理，绳结容易松动。

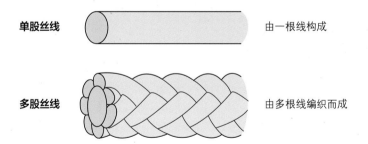

图 24　根据缝合线的形状进行分类
缝合线基本上根据形状分为单股丝线和多股丝线，根据材料分为非吸收线和吸收线。应充分了解自己使用的缝合线的优点和缺点，以选择最佳的缝合线。

30

在腹股沟疝手术中，网状物固定好的线推荐使用细线、抗细菌感染、抗张力强的 3-0 单丝非吸收线（3-0 等）。固定以外的其他处可用 3-0 或 4-0 单丝慢吸收丝（PDS-Ⅱ等）。当然，在整个外科手术中，清洁手术和不清洁手术的线的选择各不相同。外科学思考是非常必要的。但是，在选择线之前，也应该铭记外科手术中存在最好不要缝合的地方，也就是说，开腹创面的腹膜最好不要缝合。

4　切开腹外斜肌腱膜

　　术前腹股沟部膨隆较大的患者，打开腹股沟浅层，通常切口的背部没有腹外斜肌腱膜，疝囊只覆盖无名筋膜向精索侧延伸的精外筋膜。因此，在这种情况下需要使用扁平钩使术野向外侧移动。这一点，对于常年存在膨隆的患者来说更为重要。因此，病史的询问很重要。

　　沿着腹股沟床充分打开 Scarpa 筋膜，可以看到腹外斜肌腱膜及其表面覆盖的薄而透明的无名筋膜。在这里，助手（指导者）用扁平钩将视野向尾侧展开，可以看到腹外斜肌腱膜的最尾侧，这部分就是腹股沟韧带。

　　无名筋膜越过腹股沟韧带，向尾侧延伸，在大腿部更名为大腿肌筋膜（**图 23**），在精索侧被称为外精筋膜。这样一个筋膜在不同的地方，名称往往不同。这可以被认为是负责各个身体部位的专业医生所使用的词语没有从全身解剖的概念去理解所致。也就是说，笔者认为这是因为在 "onion concept"（参照→ 24 页）中没有考虑到全身的解剖。

　　　无名筋膜在这个部位，是腹外斜肌的肌外膜（epimysium），以前也被称为被套筋膜（investing fascia）。也就是说，相邻肌肉活动时如果肌肉之间没有光滑的膜覆盖，就会产生摩擦，就会造成伤害。另外，也可以说筋膜给肌肉增加了强度。因此，不建议将无名筋膜从腹外斜肌腱膜剥离，这也是从避免破坏其强韧程度上来考虑的。包裹覆盖腹部外侧 3 块肌肉（腹外斜肌、腹内斜肌、腹横肌）的肌外膜同时发出，从躯干背侧朝向腹侧。肌外膜被认为是抵抗各肌肉自由活动减弱的结构（**图 25**）。

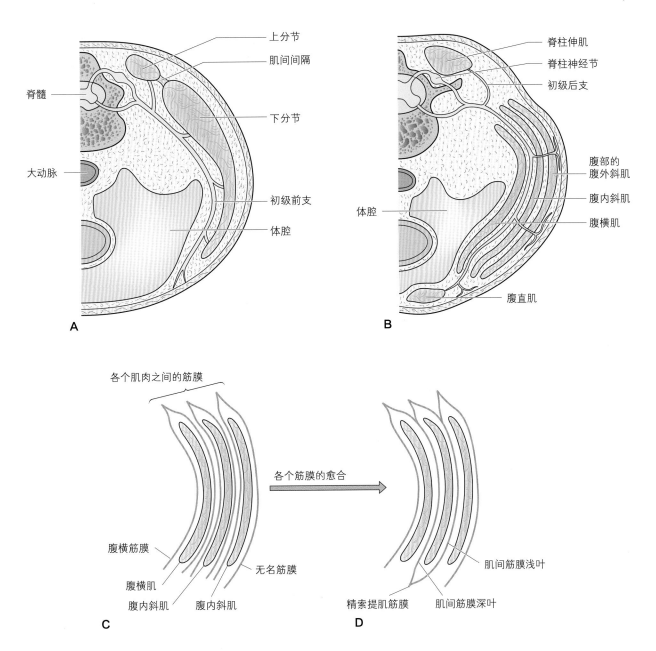

图 25　腹股沟肌肉的发生与肌间筋膜

体壁的肌肉组织，在胚胎 5 周结束之前，由肌肉板细胞的游走而形成。分为背侧的小部分即上分节（epimere），以及腹侧的大部分即下分节（hypomere）（**A**）。下分节的外侧部分是腹外斜肌、腹内斜肌以及腹横肌的起源。各肌肉分别被外层和内层的肌外膜（epimysium）覆盖（**C**）。3 块肌肉之间有肌间筋膜。其中腹外斜肌和腹内斜肌之间有肌间筋膜浅叶，腹内斜肌和腹横肌之间有肌间筋膜深叶，这是筋膜愈合的结果（**D**）。

体壁的肌肉组织到胚胎 5 周结束为止都是由肌肉板细胞的游走形成了背侧的小部分即上分节（epimere），以及腹侧的大部分即下分节（hypomere）（图 25A）。下分节，进一步分化为胸部和腹部的层状肌肉。其间在腹侧的肌肉，形成腹直肌和胸骨肌。因此，下分节的外侧部分是腹外斜肌、腹内斜肌以及腹横肌的起源（图 25B）。这些肌肉是同一起源，下面由肌腱膜和筋膜的连续，而且各肌肉分别由外层和内侧的腱外膜（epimysium）覆盖，最外侧筋膜无名，最后内层横肌筋膜，3 层肌肉间有肌间筋膜（图 25C）。其中，腹外斜肌和腹内斜肌之间形成肌间筋膜浅叶，腹内斜肌和腹横肌之间形成肌间筋膜深叶，以便进行融合（图 25D）。

医学部的解剖学的授课，即使是现在，包括胃本身的解剖、胃的血管解剖、胃的神经解剖等，都是以脏器为中心系统地总结的学问。这被称为系统解剖。

但是在外科中，胃和其周围的关系很重要，就像法国外科学书 *Cahiers D' anatomie* 中所说的，重视与相邻部分的关系是很重要的，这叫临床解剖。总之，现在对腹部外科是筋膜组成的理解还是不完善的领域。

当无法看到腹外斜肌腱膜的折回即腹股沟韧带时，将无名筋膜从腹外斜肌腱膜剥离到尾侧，就能看到腹股沟韧带。但是，尽量不要将无名筋膜从腹外斜肌腱膜剥离，这个理由前文已经说过了。

在腹外斜肌腱膜切开方面，大多记载为"沿纤维方向切开"。在多数情况下这种表达方式正确，但纤维的方向因人而异，有的人极端地朝向头尾，因此不能一概地认为切开的方向是纤维的方向。因此，这里正确的方法是"在距离腹股沟韧带 15～20mm 的地方平行切开"。并且，尽量不要剥离无名筋膜，"平行切开"是正确的方法。然后，尽可能不剥离无名筋膜，将其和腹外斜肌腱膜一起切开，在缝合封闭时保留一些韧性是很重要的（图 23）。

在这里，用 Spitz 手术刀在无名筋膜和腹外斜肌上切开小切口，然后用两支 Péan 钳握持住。此时需要注意的是，Péan 钳握持的只是无名筋膜和腹外斜肌腱膜，绝不能握持肌间筋膜浅叶。为此，需要充分看清楚腹外斜肌腱膜背侧（图 23）。

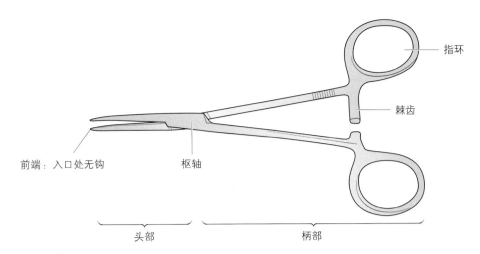

指环

棘齿

前端：入口处无钩　枢轴

头部　柄部

A　Péan 钳子

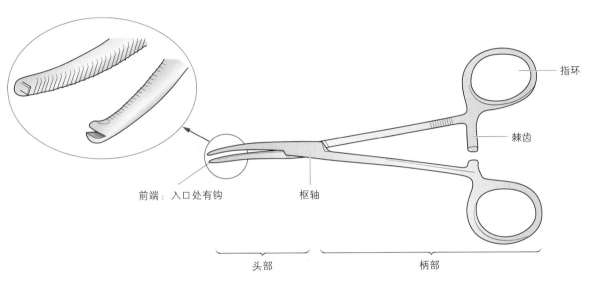

指环

棘齿

前端：入口处有钩　枢轴

头部　柄部

B　Kocher 钳子

图 26　Péan 钳子和 Kocher 钳子

止血钳有直和弯之分，原则上使用弯钳，因为弯钳更容易看清前端。
牵引用的钳子，牵引的方向建议用直的。

Péan 钳是出生于法国的外科医生 Péan 于 1865 年为了在卵巢囊泡的外科切除中止血而制作的（**图 26A**）。他是 1890 年为治疗癌症进行腹腔式子宫切除术的先驱者。

与 Péan 钳相似的是 Kocher 钳。Kocher 是出生于瑞士的外科医生。他推进甲状腺的研究，1876 年成功施行甲状腺全摘术，1883 年报道了甲状腺全摘术导致肌动蛋白病的发生。1909 年，他因甲状腺的生理学、病理学和外科研究而获得诺贝尔奖。从 19 世纪到 20 世纪，在欧洲，甲状腺肿大是非常严重的问题。可甲状腺不只是肿大的问题，很多患者因此而窒息。发病原因是碘不足，身体缺碘会导致甲状腺功能下降，代偿性肿大。日本人一般会摄取海产品，特别是海苔和裙带菜等，所以不会缺碘。在欧美，没有摄取那些海产品的习惯，碘不足导致甲状腺肿大。Kocher 是通过切除有呼吸障碍的患者的甲状腺来救命的。他为数千名患者做了手术，使他们免于窒息。甲状腺组织容易出血，他为了止血而发明了 Kocher 钳（**图 26B**）。

●持弯曲的 Péan 钳的基本方法和使用方法

　　用于外科手术的钳子大多是弯曲的。为什么一定要弯曲呢？这是为了止血，弯曲的钳子抓组织更容易且不妨碍自己的视野，也方便结扎。使用基本操作是弯曲的柄部（方向盘）背部朝向手掌一侧握持（**图 27**），大拇指（拇指）和无名指（环指）插入钳的指环，中指固定插入无名指的指环，食指（示指）插入钳柄部，增加了钳的固定性。这时需要注意的是，大拇指和无名指都要插入到远端指节间关节而不是整个插入。这样一来，手指可以立即离开指环，增加了钳子的自由度，旋转时也很容易。

　　Péan 钳子、Kocher 钳子、Kelly 钳子，无论哪个都需要训练在自己手中旋转 180° 的技能。在必须旋转的情况下，用自己的前胸部帮助旋转的话手术就不能顺利进行。手术结束的时候，前胸会有圆形的污物附着（**图 28**）。需要一边在术野看到并确认手术的进行，一边能自然地在手中适当地旋转钳子。购买 Péan 钳，每天在手中转动，为了握持需要反复发出棘齿卡扣的声音（**图 29**）。当然，双手练习是必要的。虽然有时会觉得基本握法以外取下棘齿的方法（反手取下的方法）很酷，但这是与下一个技巧没有联系的技巧，所以不推荐。我们还是推荐实实在在的技巧。

　　如果使用 Péan 钳和 Kocher 钳来牵引，建议使用直的钳子。因为牵引方向是直的，这很容易理解。

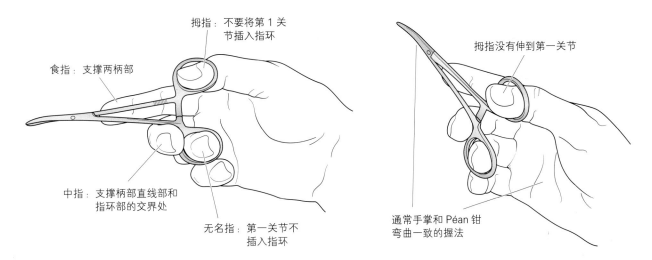

拇指：不要将第 1 关节插入指环

食指：支撑两柄部

中指：支撑柄部直线部和指环部的交界处

无名指：第一关节不插入指环

拇指没有伸到第一关节

通常手掌和 Péan 钳弯曲一致的握法

图 27　Péan 钳的握持方法

Péan 钳握持的基本方法是，将拇指和无名指插入指环，但绝对不能插到第一关节。如果插到的话，钳子的操作灵活性就会下降。也就是说，要转动钳子时，首先要把手指拔出来，然后再转动，这是两个阶段的操作。手指贴在柄部。中指支撑柄部的直线部和指环部的交界处。

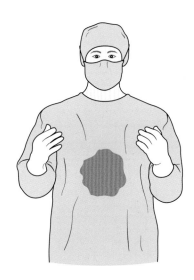

图 28　手术结束时的术者

手术钳不能在手中转动，就只能在术者胸部转动，手术结束后，手术衣的胸部部分会变脏。

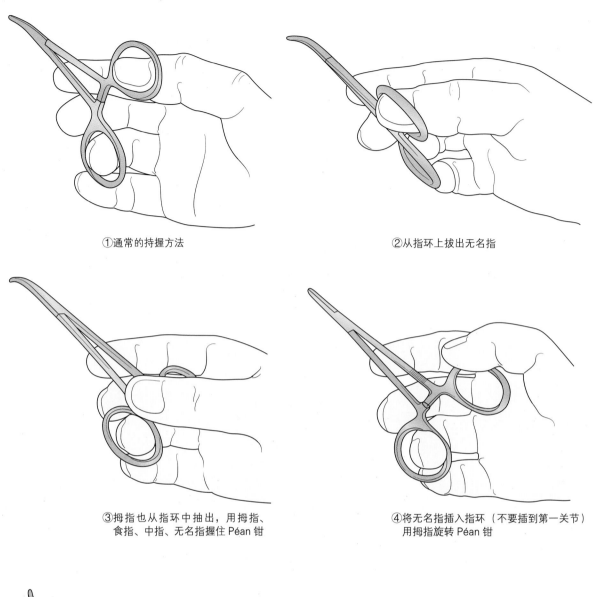

①通常的持握方法　　　　　　　　　　②从指环上拔出无名指

③拇指也从指环中抽出，用拇指、
　食指、中指、无名指握住 Péan 钳

④将无名指插入指环（不要插到第一关节）
　用拇指旋转 Péan 钳

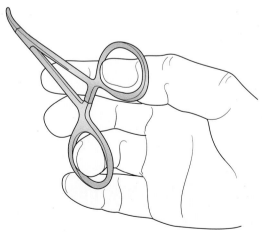

⑤把拇指插入指环
　（没有插到第一关节）
　（采用了与①相反的
　　握持方法）

图 29　Péan 钳的旋转方法

弯曲的 Péan 钳，在其使用方法上，弯曲一侧通常是用与手掌相同的曲面来握持。如果根据情况换着用比较好，就需要在手里旋转。为了能顺利地完成这一动作，需要练习转动 Péan 钳。为此，牢牢掌握握持方法的原则（参照图 27）是非常重要的。

另外，Cooper 剪刀不断旋转的方法与 Péan 钳一样。

在外科学中，作为表示方向的词语，"前、后""上、下"这样的词语尽量不要使用，建议使用"腹侧、背侧""头侧、尾侧""左、右"这样的词语。这样就能准确无误地表现出是患者的哪个方向。另外，作为关于前缀的注意事项，如果有"脏侧"这个词，就必须有"壁侧"这个词。有"外侧"就有"内侧"，有"远位"就有"近位"。

关于肛门疾病，在现在的日本外科学中，肛门的3点、7点、11点方位是内痔的好发部位，但是在欧美的教科书中，这是绝对不会使用的表述。因为，在截石位施行手术的话是可以的，但是肛门疾病在腹内卧位施行手术的情况也很多，那样的话用"几点方位"表述的病变部位就错了。因此，用左外侧、右背侧、右腹侧来表述比较好（图30）。

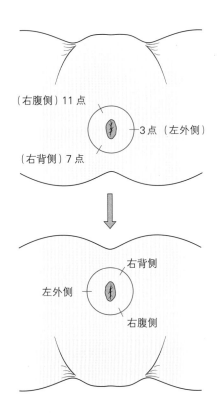

图30　关于肛门疾病的位置
现在的日本外科学认为肛门的3点、7点、11点方位是内痔的好发部位，但在欧美的教科书中，这是绝对不会使用的表述。因为，如果在截石位施行手术的话还好，但是肛门疾病在腹内卧位施行手术的情况也很多，那样的时候，用"几点方位"表述的病变部位就错了。因此，用左外侧、右背侧、右腹侧表述比较好。

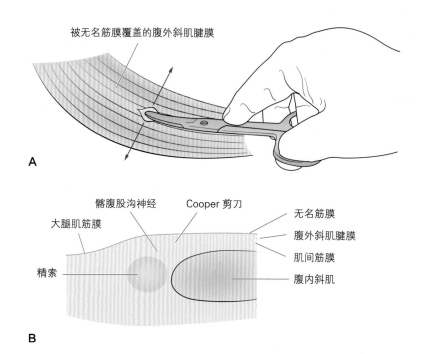

被无名筋膜覆盖的腹外斜肌腱膜

A

大腿肌筋膜　　髂腹股沟神经　　Cooper 剪刀　　无名筋膜

精索　　腹外斜肌腱膜　　肌间筋膜　　腹内斜肌

B

图 31　腹外斜肌腱膜背侧剥离

腹外斜肌腱膜的背侧可能附着髂腹股沟神经，剥离时要慎重。腹外斜肌腱膜需要平行剥离，Cooper 剪刀和手的方向不平行有必要改变。也就是说，需要旋转 Cooper 剪刀（图29）。

　　沿着外腹斜肌肌腱膜的背侧，用剪刀充分剥离肌间筋膜浅叶覆盖的腹内斜肌腱膜和精索之间的筋膜。在腹外斜肌腱膜的背侧插入剪刀，剥离其背侧的筋膜时，剪刀的使用方法很重要，剪刀的头部面必须与腹外斜肌腱膜的背侧平行（**图 31**）。为此，剪刀必须可以自由转动。也就是说，必须剥离腹外斜肌腱膜和肌间筋膜浅叶之间的筋膜。否则可能会破坏肌间筋膜浅叶，损伤背部的髂耻神经（ilioinguinal nerve）。在内侧的腹股沟浅环中，精外筋膜（无名筋膜的精索部分的名称）的背侧，需要剥离到能看见剪刀的地方（**图 31A**）。向外侧和内侧（分离腹股沟浅环）方向切开腹外斜肌腱膜和无名筋膜，用两支 Péan 钳分别握住头侧和尾侧（**图 32**）。如果切离线不朝向腹外斜肌腱膜的内、外脚之间，而朝向头侧，就有可能损伤髂骨腹股沟神经的腹外斜肌腱膜的贯通支。因此，必须在内、外脚的正中间分离腹外斜肌腱膜。

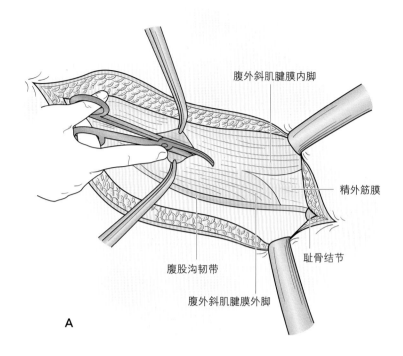

腹外斜肌腱膜内脚

精外筋膜

耻骨结节

腹股沟韧带

腹外斜肌腱膜外脚

A

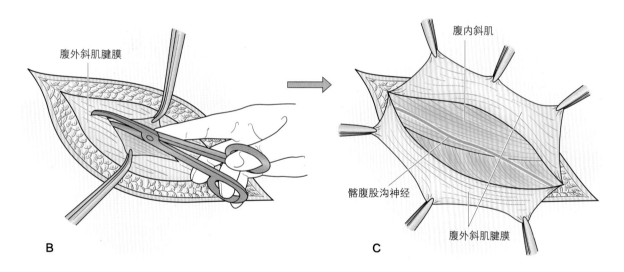

腹外斜肌腱膜

腹内斜肌

髂腹股沟神经

腹外斜肌腱膜

B

C

图32　腹外斜肌腱膜剥离和切开

切开腹外斜肌腱膜时，要注意不要损伤紧靠腹内的髂腹股沟神经（图31）。另外，在头侧内侧腹内斜肌的腹侧可以观察到髂骨下腹部神经。在尾侧，开放腹股沟浅环之后，沿着腹股沟韧带切开腹外斜肌腱膜头侧、外侧的腱膜纤维。

筋膜剥离时的"剥离某筋膜"的含义是，包含了剥离筋膜的腹侧还是背侧的两种表现。实际上，要么剥离两个组织（筋膜）之间，要么剥离一个组织（筋膜）的腹侧或背侧，只有这两种表现。

术者和助手在从器械护士手上接过剪刀、钳子、线时，都不能将其视线从手术区域移开，不能一次一次看器械护士。将视线从术野移开与脱离战线一样，会自己妨碍手术的进行。

Cooper 的名称，最著名的是 Astley Cooper，是否该相信他建立的理论我们尚不清楚。他阐述了腹股沟疝是由腹横筋膜脆弱造成的。他自己也患有腹股沟疝，但为了避免做手术，他一生都戴着疝气带 (truss)。

原则上我们使用较长的剪刀。究其原因，是因为短剪刀在深部操作时，其前端容易被手遮挡。与其用剪刀切离，不如用它剥离才更有价值。在剪刀双刃总是打开的状态下，用左手的辅助才会较好地进行剥离（图 33A、B）。可以用剪刀剪报纸来练习切断（图 33C）。而且在剪刀的操作中，有正向和反向之分，有必要事先掌握这两种方向的使用技巧，也必须掌握用手掌旋转剪刀的能力（图 34）。

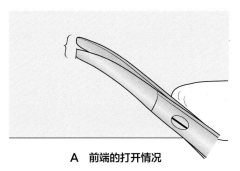

A　前端的打开情况

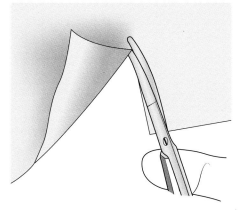

B　在前端进行切割

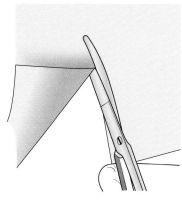

C　用离前端有点儿距离的头部进行挤压

图 33　Cooper 剪刀的剥离和切离

Cooper 剪刀的持握方法与 Péan 钳子一样。剥离时，需要保持前端微微张开的状态。而且，重要的是要兼顾用左手的钳子或手指的牵引进行剥离。如果要切开的话，也需要打开双刃通过剪报纸等进行练习。

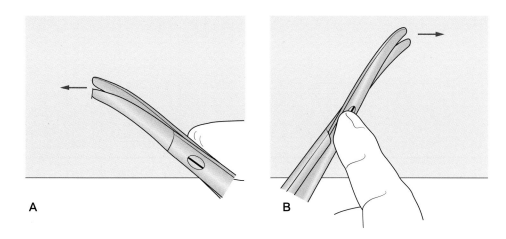

A

B

图 34　Cooper 剪刀剥离的方向

根据剥离方向的不同，有必要改变 Cooper 剪刀的持握方式，因此必须掌握用手掌转动剪刀的技能。

5 精索的修复

1 剥离精索外侧

显露右腹股沟管部。此时，为了保证术野的展开，虽然有时使用自动牵引机等器械，但由于这些器械会对腹股沟神经和髂骨下腹部神经造成压力或损伤，所以现在不推荐使用。

到此为止，在腹股沟疝手术中的"术者三原则"的前两项都完成了。

①能自行考虑切开皮肤。

②能在正确位置切离腹外斜肌腱膜。

下面的技术是"腹股沟疝手术"的必要条件：能包扎精索（确保剥离）。这是"术者三原则"的第3项（③）。

首先剥离腹外斜肌腱膜外侧片内面，暴露内部，即识别附着在腹外斜肌腱膜背侧的肌间筋膜浅叶，并将其从腹外斜肌腱膜上去除。为此，需要将 Péan 钳握持的无名筋膜和腹外斜肌腱膜与术野形成直角牵引。如果确认肌间筋膜浅叶存在，其背部的腹外斜肌腱膜呈白色，有纤维走行。即使是腹外斜肌腱膜内侧片，也要避免在腹外斜肌腱膜一侧留下透明的肌间筋膜浅叶。腹外斜肌腱膜外侧片背侧可见腹股沟韧带的分隔。

> 腹外斜肌腱膜的尾侧是腹股沟韧带，分隔部从腹股沟床侧看的话，头侧有肥厚的部分，像屋檐一样向头侧突出，所以至今为止称为"屋檐部"。但是，不了解"屋檐部"的人越来越多，尽管如此，考虑到原本的"架子"的翻译也不合适，就直接使用了"分隔部 (shelving portion)"这个词（**图 35**）。

从腹股沟韧带分隔部头侧剥离腹股沟床是不可行的做法。

这个部位是精索提肌筋膜与腹股沟床有关的部位，这是不能碰的位置。有时可以在分隔部头侧看到蓝色的静脉，这是精索提肌静脉，包括精索提肌动静脉和阴部股神经阴部支（genital branch of genito-femoral nerve），称为蓝线。

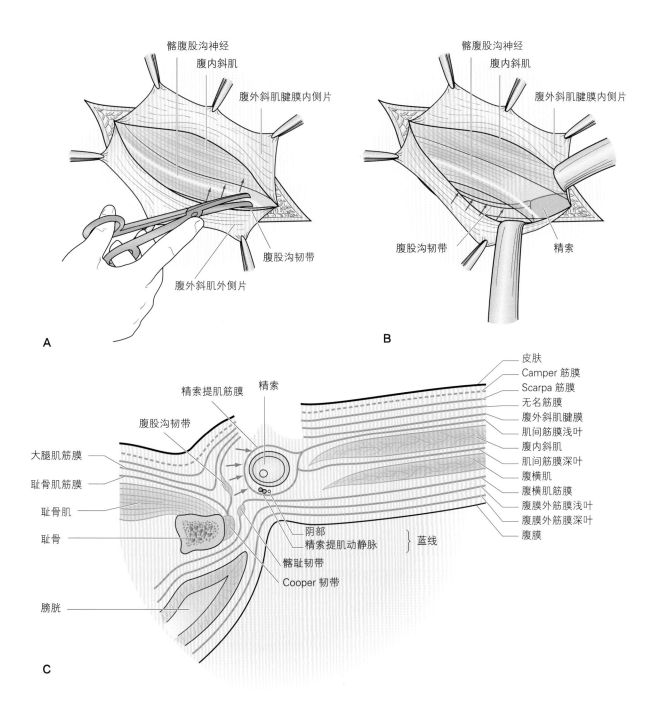

图 35　从腹股沟床上剥离精索

将夹持腹外斜肌腱膜外侧片的 Péan 钳子与身体成直角状拉起，使得该肌腱膜高度紧张。沿着它的内侧面，剥去附着在其表面的腹内斜肌、肌间筋膜浅叶，一边了解腱膜走行，一边到达腹股沟韧带分隔部。

进行精索的游离。精索由输精管、输精管动静脉、精索内筋膜（腹横肌筋膜的延续）所包裹，其外侧的精索提肌动静脉和阴部股神经阴部支由精索提肌和精索提肌筋膜所包裹。在精索腹侧，精索提肌筋膜背侧有髂腹股沟神经走行（**图 35a**）。

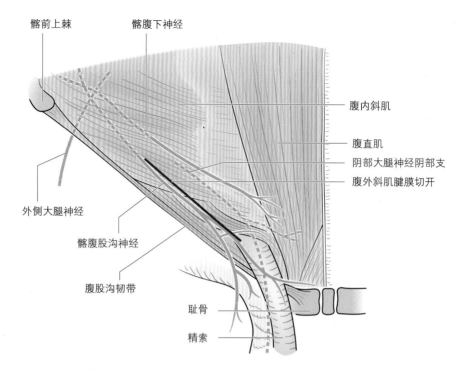

图中标注：
髂前上棘　　髂腹下神经
腹内斜肌
腹直肌
阴部大腿神经阴部支
腹外斜肌腱膜切开
外侧大腿神经
髂腹股沟神经
腹股沟韧带
耻骨
精索

图36　腹股沟部的神经支配

在腹股沟处，首先是髂腹股沟神经，在剖开腹外斜肌腱膜时可以看到。如果能在精索的腹侧、精索提肌筋膜的背侧可见，就是进步的证据。在首次能看到腹股沟韧带分隔部时，精索一侧有时能看到蓝线。这个蓝线是精索提肌静脉的颜色，现在，包括精索提肌动静脉、阴部大腿神经阴部支都被称为蓝线。另外，将精索缠绕好提起时，与从腹股沟内侧环上升的精索提肌动静脉一起，在外侧可以作为索状物被触摸到。髂腹下神经在将网状物缝合到腹直肌前叶时也必须小心。我们必须认识到，并不是所有的神经都能看到，也不是只有一根神经。

　　髂腹股沟神经是支配腹股沟部的 3 个神经之一，主要是腹股沟部和阴部的感觉和运动神经（**图36**）。

　　在 20 世纪 80 年代，人们注意到腹股沟神经。

　　在过去的手术操作中，关于神经的记载很少，也有破坏神经的时代。现在，不注意这些神经的手术是不行的（后面会提到女性疝气手术，女性疝气手术中现在还在进行 20 世纪 80 年代以前的手术操作）。确认髂腹股沟神经，用 vessel loop 保护，用胶带握住 vessel loop，这是最适合握持这种神经的方法。髂腹股沟神经，即使在难以辨认的时候，集中注意力观察的话，也能确认肌间筋膜浅叶或精索提肌筋膜背侧有小血管走行，这就是标志。一旦能看清，就会有自信。

向内侧沿腹股沟韧带分隔部剥离到右耻骨结节。用助手的扁平钩将术野展开至右耻骨结节部。沿着分隔部的剥离面继续向耻骨结节部腹侧"攀登"（沿着腹股沟韧带的反转韧带"攀登"）。实际上，分隔部位于背侧，爬上一个叫反转韧带的坡道，那里就是耻骨结节。从该分隔部到反转韧带是可辨识的结构。耻骨结节是经常触诊确认的部位。右耻骨腹侧表面与精索提肌筋膜紧密粘连，可能与精索固定于耻骨有关。在精索提肌筋膜和耻骨之间维持剥离层（白色），从外向内用力剥离。为了进行这个操作，需要用助手的扁平钩从耻骨腹侧部向内侧牵引精索。这个时候，如果术者想要自己进行剥离的话，就应该用左手拿着扁平钩，用右手的剪刀进行剥离。因为，此处往往会被助手（指导医生）的扁平钩剥离。维持与分隔部的色调相同的表面向前推进剥离部分，使得耻骨腹侧表面的筋膜露出。剥离进行到耻骨左侧1/2宽度时即可（**图37A**）。

　　网状修复术中的贴片要充分覆盖耻骨结节，有目的地剥离髂肌耻骨束（Fruchaud，是因该部分的固定根据睾丸肌束而命名）并将精索从耻骨结节上抽动是非常重要的。在这里，扁平钩的展开也很重要。术者一边观察剥离面，一边剥离耻骨表面。在骨膜显露出来之前尽量小心剥离。由于以上的操作，精索的背后出现了广阔的空间。这个操作必须注意的是剥离面不能脱离耻骨腹侧面。向头部一侧偏斜的话，如果是腹股沟内疝，可能会撞到气囊而引起恐慌。

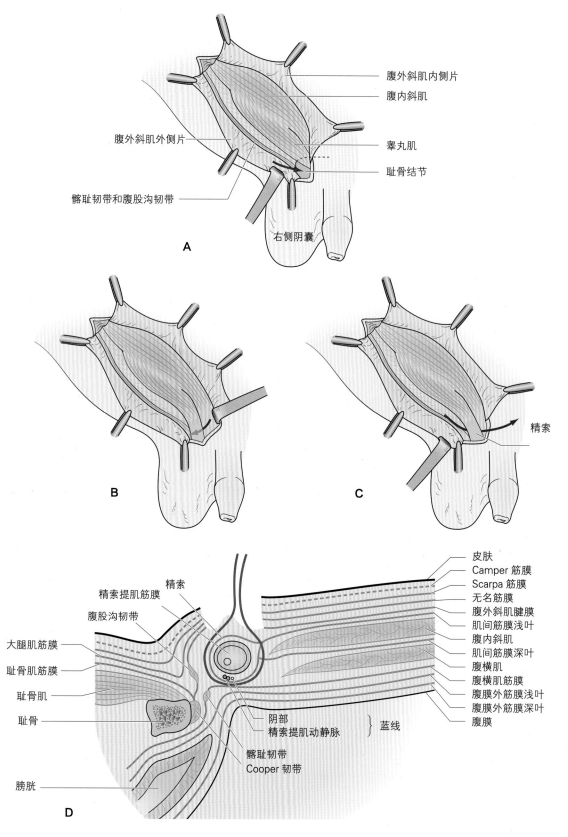

A

B

C

D

腹外斜肌内侧片
腹内斜肌
腹外斜肌外侧片
睾丸肌
耻骨结节
髂耻韧带和腹股沟韧带
右侧阴囊

精索

精索提肌筋膜
精索
腹股沟韧带
大腿肌筋膜
耻骨肌筋膜
耻骨肌
耻骨
膀胱

皮肤
Camper 筋膜
Scarpa 筋膜
无名筋膜
腹外斜肌腱膜
肌间筋膜浅叶
腹内斜肌
肌间筋膜深叶
腹横肌
腹横肌筋膜
腹膜外筋膜浅叶
腹膜外筋膜深叶
腹膜

阴部
精索提肌动静脉
髂耻韧带
Cooper 韧带

蓝线

图 37 精索的处理

一举剥离精索后，包裹精索时要沿着耻骨腹侧，从外侧向内侧充分剥离是很重要的（**A**）。然后，从精索内方面观察腹内斜肌尾侧面的联合腱，沿着这部分精索用 METZENBAUM 剪刀切开。在接近耻骨的部分施行切开的话，可以从外侧到达耻骨腹侧剥离面。较远的部分，需要再切开一片肌间筋膜深叶（**B ~ D**）。

精索内侧的剥离

　　精索的内侧边界部分，是容易辨认的部分。精索提肌筋膜（肌间筋膜浅叶的延续）、精索提肌、腹内斜肌及腱膜、肌间筋膜深叶、腹直肌鞘前叶都接近这个部分，个体差异很大。但是，腹内斜肌及筋膜与精索提肌之间，有与两者色调不同的狭缝部分，且向背侧凹陷（**图38A**）。如果能看清这个狭缝，手术就会变得有趣。McVay 将该部分的腹内斜肌及腱膜的形态用 30 种示意图进行了描述，如果在不同的患者手术中都能自如操作，那么术者就能揭示疝气手术的奥秘了（**图38**）。

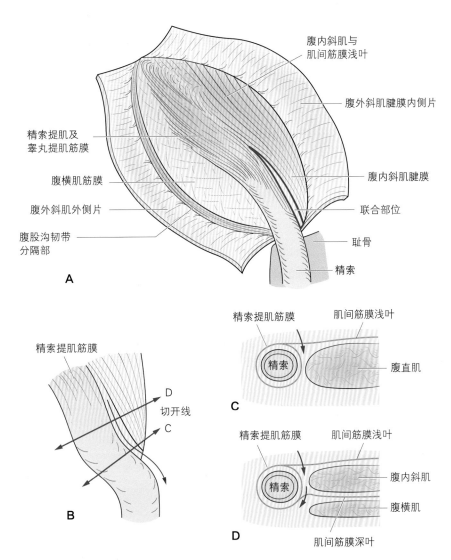

图38　联合区域

A：精索的内侧剥离部分，至今使用腹股沟镰和联合腱这样的用语的部分，现在用联合腱表示比较好。仅这个部位的腹内斜肌的形态就有 30 种之多，仅凭这一点就可以断定不是固定的解剖，而是很有意思的解剖。

B ~ D：根据精索切开位置，筋膜构成有差异。内侧（**C**），外侧（**D**）。

腹股沟镰（falx inguinalis）这个术语，参照《医学辞典》好像是在 1895 年首次被使用。那是腹横肌腱膜附着的变异，肌腱膜的尾侧部分的纤维向尾侧弯曲，不能与腹直肌腱鞘接合。取而代之的是，它们形成腱膜的镰状肥厚部，并在腹直肌的外侧停止。1900 年左右，联合腱（conjoined tendon）这个术语在文献中登场，试图表示这个精索内侧部分，关于这个术语的早期用法没有找到相关文献。之后，联合腱被认为是腹内斜肌腱膜的尾侧纤维和插入耻骨结节的腹横肌腱膜以及耻骨的上支和类似纤维的融合，这个说明简单明了。问题是，这个解剖学结构非常罕见，Condon 说概率只有 3%，McVay 相信那只是解剖学上的伪证。用于腹股沟疝的纯组织修复的构造物是腹横肌腱膜、横肌筋膜以及腹直肌鞘的外侧缘。有时，腹内斜肌、腹内斜肌腱膜、腹股沟镰（原本的意思）、椎间韧带，或腹股沟韧带反转部都会被使用。但是，这些都不是"联合的"，对于来自腹内斜肌或腹横肌的筋膜或腱膜的任意组织，倾向于使用联合腱这个术语。根据这些，Skandalakis 等提出，应该将联合腱区域的概念改名为"联合区域（conjoined area）"（图 38）。

　　根据笔者多年的经验，为了解剖学教育和外科实践，必须采取基于以下几点的立场：① "不存在联合腱"（McVay）。② "腹股沟镰刀和联合腱的区别在解剖学上很微妙，即使知道区别，在手术室也几乎没有实用意义"（Condon）。③ 术语"联合区域（conjoined area）"可正确适用于包括 Henle 韧带、腹横肌腱膜、腹内斜肌和腱膜的尾侧内侧纤维、腹股沟韧带反转部以及腹直肌鞘外侧边界的区域。

　　目前，如果将 Condon 的肌间筋膜的概念和精索提肌筋膜的解剖包括在内，联合区域的筋膜关系就容易理解了（图 38）。

　　腹内斜肌尾侧缘的部分和精索提肌之间形成了薄的狭缝，是肌间筋膜浅叶向精索提肌筋膜的过渡部分。使用 METZENBAUM 剪刀，沿着精索提肌筋膜剥离出 1 片该部位的精索提肌筋膜，向背侧剥离并挂筋钩（图 38B、C）。将手指插入精索，从外侧分离耻骨腹侧面，可以确定在精索内侧应该从哪个方向剥离精索。观察腹直肌鞘前叶，尽可能在尾侧扩大肌间筋膜浅叶的切口，此时应该已经与来自精索外侧的剥离层相连（图 38B、C）。在相对头侧的切口处，由于形成精索提肌筋膜的肌间筋膜深叶存在于背侧，因此如果不再切下一片这个筋膜，就不能与精索外侧的剥离层形成隧道连接（图 38B、D）。把扁平钩从头侧挂在精索上的话，可以看到剥离完毕的耻骨腹侧面。

METZENBAUM 剪刀的尖端纤细，现在是切食物的一种刀，语言起源不详。特别适用精细操作的部分。因为名称中有"baum"，所以也有人认为是来源德国。

3 包扎精索

当从内侧可以看到耻骨腹侧面的剥离层时，回到外侧的视野，将弯钳从外侧插入内侧的剥离部分。这时，钳尖沿耻骨剥离部分平行插入，随即停止。在这里，如果将扁平钩插入内侧剥离部，将精索牵引到外层，就可以看到插入的钳子。在这里，穿过细的 Nélaton 导管或粗的 vessel loop，用 Péan 钳握住末端。

在粗精索上缠上带子，用弯钳把带子拔出来的时候有个窍门。将钳子夹持的胶带缠绕在精索上，试图将其拔出时，会牵引精索，使得精索与精索之间发生摩擦，导致胶带无法拔出。因此，拔出的方向不是牵引精索的方向，而是精索的切线方向（图 39）。

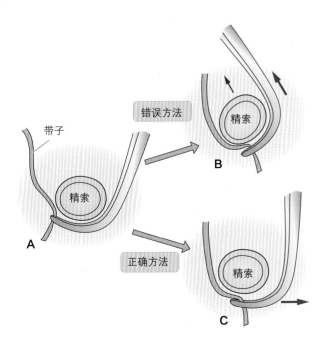

图 39 用弯钳抽出带子的方法

抽出弯钳的时候（**A**）如果使夹持的胶布缠绕在精索上，会牵引精索与精索之间发生摩擦，导致带子无法拔出（**B**）。因此，拔出的方向是精索的切线方向，而绝不是牵引精索的方向（**C**）。

Nélaton 是出生于巴黎的外科医生。为了将患者从坚硬的金属导管带来的痛苦中解放出来，开发了橡胶 Nélaton 导管。

用 Péan 钳抓握，除了方便助手拿以外，还可以防止助手的手缩小视野。因此，用手拿着用 Péan 钳握着的 Nélaton 导管本身，或者拿 Péan 钳的前端附近是没有意义的。抓握东西需要从远处抓，牵引很重要。用 Péan 钳抓握 Nélaton 导管、胶布和线时，尽量抓握边缘（**图40**）。这样一来，距离术野最远的部分就能被握住并牵引，对术野的影响就最小了。

到此为止，开展的技术有：

（1）切开皮肤。

（2）切开腹外斜肌腱膜。

（3）包扎精索。

如果术者能独立思考并能操作的话，术者就能感到可以做腹股沟疝手术了。相反，如果指导医生对这三点"指手画脚"，就不能培养术者的自主性。

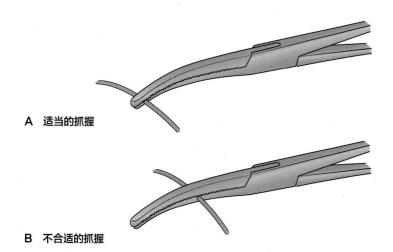

A　适当的抓握

B　不合适的抓握

图40　钳子的正确抓握方法
通常钳子（原本是止血钳）的前端是最能有效握持的部位，所以要尽量注意用前端抓握（**A**）。

4　关于精索提肌的腹内斜肌剥离

　　由于可以看到髂腹股沟神经在精索提肌筋膜的背侧走行，所以使用 Kelly 钳剥离，用钳抓握 vessel loop 穿过。在识别困难的情况下，不是去寻找神经，而是去发现有细小的脉管走行，那里也有神经走行。为了以后在从精索发现气囊的过程中不损伤神经，这个手技是必须要掌握的重要的手技。

　　以前有段时间人们会在提睾肌和腹内斜肌之间开个细切口，朝着腹股沟深环方向切开提睾肌膜，不过现在人们认为这是非必要的操作（**图 41**）。包括腹股沟深环切离在内，这些都是不需要做的操作。原因是，剥离外腹股沟疝囊时，并不涉及这些部位的剥离、切离。

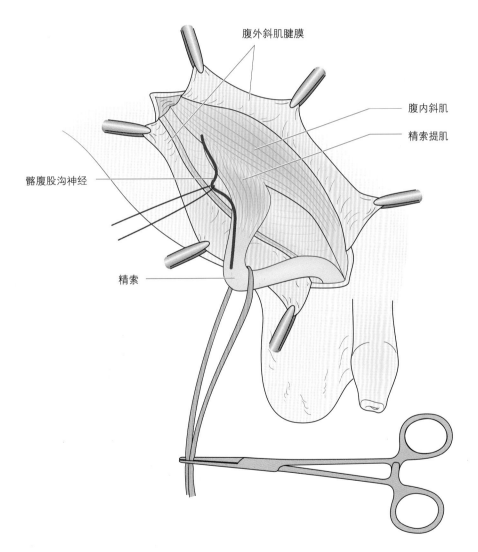

腹外斜肌腱膜

腹内斜肌

精索提肌

髂腹股沟神经

精索

图 41　从腹内斜肌剥离精索提肌

由于有髂腹股沟神经走行，当使用弱 Kelly 钳剥离时需要通过血管钳保护以免损伤神经。曾经有过一段时间人们认为通过精索提肌和腹内斜肌之间的狭缝（conjoined area），向腹股沟深层方向切开精索提肌筋膜，但现在认为只要切开就足够了。

被称为提睾肌反射的反射弓，从髋关节朝着膝关节轻轻抚摸大腿内侧的皮肤的话，髂腹股沟神经的感觉纤维就会受到刺激，此神经在第1腰椎进入脊髓。这种感觉纤维会刺激生殖股神经生殖支（也在第1腰椎高度）的运动纤维，同一侧的提睾肌会快速收缩使睾丸升高。另一方面，阴囊反射是皮肤感觉神经纤维在低温中感受到寒冷后，在皮肤表面出现的反射，受冷会导致两侧阴囊收缩。这是温度管理系统应对寒冷的反射。

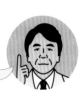

6 检查腹股沟底部

包扎精索后，触诊腹股沟底部，确认是否存在内腹股沟疝。

把包扎精索的胶带往头侧牵引，从耻骨结节附近朝着腹股沟管深环方向对腹股沟底部进行触诊，以及从耻骨结节朝着头侧进行触诊。然后还要触诊肌间筋膜（浅、深叶的融合筋膜）头侧，确认膀胱上窝外疝（**图42**）。耻骨结节头侧的腹直肌鞘前叶的侧方边界是了解外膀胱上窝外疝的最佳部位。

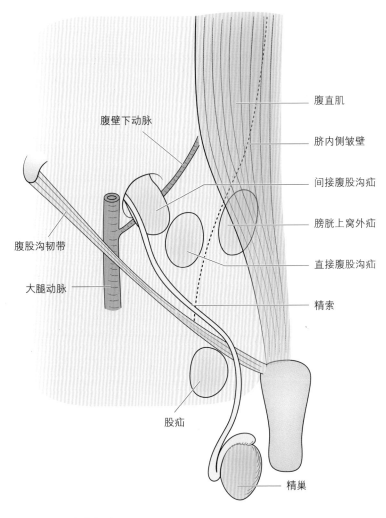

图42　疝气种类的探查

把精索的胶带牵引到头侧，从耻骨结节往腹股沟管深环进行触诊。另外还要触诊耻骨结节和头侧之间的范围。腹直肌鞘前叶的侧方边界是认识外膀胱上窝疝的最佳部位。

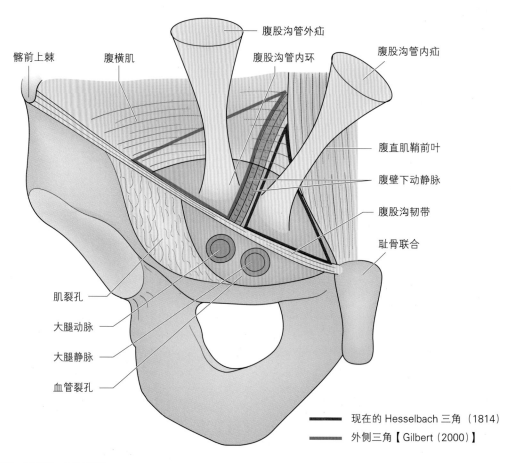

髂前上棘　腹横肌　　　　　腹股沟管外疝
　　　　　　　　　　腹股沟管内环　　腹股沟管内疝

腹直肌鞘前叶

腹壁下动静脉

腹股沟韧带

耻骨联合

肌裂孔
大腿动脉
大腿静脉
血管裂孔

────── 现在的 Hesselbach 三角（1814）
────── 外侧三角【Gilbert（2000）】

图 43　腹股沟疝的种类

腹股沟区上的疝气有腹股沟外疝、腹股沟内疝，以及腹股沟内疝和腹股沟外疝同时存在的 pantalone 疝。还有一种是从腹股沟管内环突出的直接疝气（interparietal hernia or interstitial hernia）。

　　腹股沟内疝和腹股沟外疝同时存在也就是 pantalone 疝的情况也是有的。pantalone 疝从词源解释上看有"宽脚裤"的意思，详细含义不明。这种疝一般会夹住腹壁脉管，疝囊位于两侧（**图 43**）。

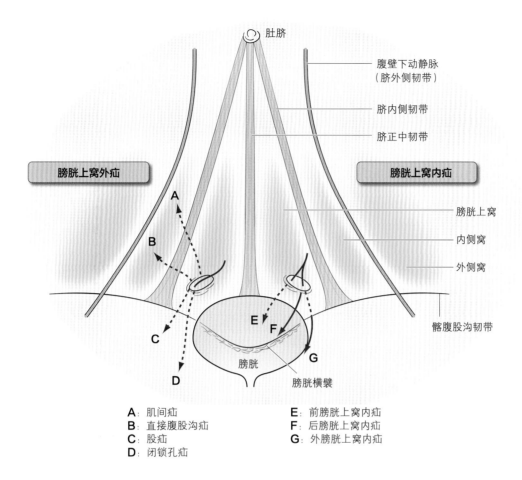

图中标注（从上到下、从左到右）：

肚脐

腹壁下动静脉
（脐外侧韧带）

脐内侧韧带

脐正中韧带

膀胱上窝外疝　　膀胱上窝内疝

膀胱上窝

内侧窝

外侧窝

髂腹股沟韧带

膀胱

膀胱横襞

A：肌间疝　　　　E：前膀胱上窝内疝
B：直接腹股沟疝　F：后膀胱上窝内疝
C：股疝　　　　　G：外膀胱上窝内疝
D：闭锁孔疝

图44　从腹腔内看到的腹股沟区周围的疝门

右侧显示的是腹腔内内疝的一种，膀胱上窝内疝。和腹股沟有关系的是直接腹股沟疝和外膀胱上窝疝，然后是肌间疝。

　　半数在腹股沟底部内侧头侧的腹股沟内疝来源于外膀胱上窝疝，因此可以看出此部位的疝并不简单（**图44**）。随着腹腔镜手术的进步，外膀胱上窝疝的病例数可能会增加。腹壁疝中非常有名的斯皮格耳疝（Spigelian hernia）之中，也有一种名为低斯皮格耳疝（low Spigelian hernia）的疝（**图45**），位于腹壁下脉管的尾侧，内侧在 Hesselbach 三角（**图43**）中。虽然其位于腹股沟内疝的部位，但有时也会被划分为膀胱上窝疝气。术者很可能在还不知道的时候就已经遇到了这些种类的疝气。

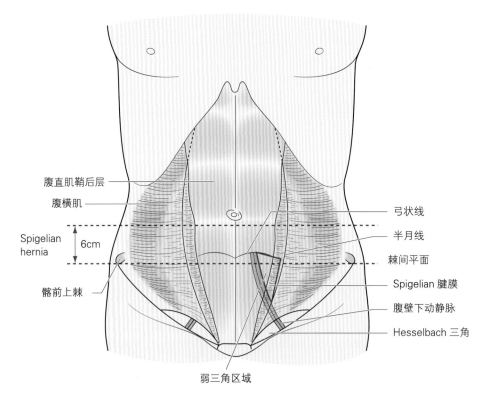

图中标注（从上到下，左侧）：
腹直肌鞘后层
腹横肌
Spigelian hernia
6cm
髂前上棘

图中标注（右侧）：
弓状线
半月线
棘间平面
Spigelian 腱膜
腹壁下动静脉
Hesselbach 三角

弱三角区域

图 45　low Spigelian hernia

腹壁疝中有一种名为 low Spigelian hernia 的 Spigelian hernia 的特殊形态。low Spigelian hernia 位于腹壁下脉管的尾侧、内侧（也就是 Hesselbach 三角之中），虽然其位于直接疝气的部位，但有时也会被划分为膀胱上窝内疝。

> Hesselbach 三角是指在腹壁下动静脉内侧，被腹直筋鞘外侧缘和腹股沟韧带包围的部位。不过其实之前还包括股环，后来就只有腹股沟韧带头侧被称为 Hesselbach 三角。更改时间无法明确。另外，在欧美的医生认为，Hesselbach 三角是腹股沟疝的多复发区域。

　　腹股沟内疝手术中基本上不切除疝囊，在腹腔内侧将其翻转足矣。旧时代的腹股沟内疝的治疗中会使用网塞，不过这并不能抵御腹股沟底部的压力。

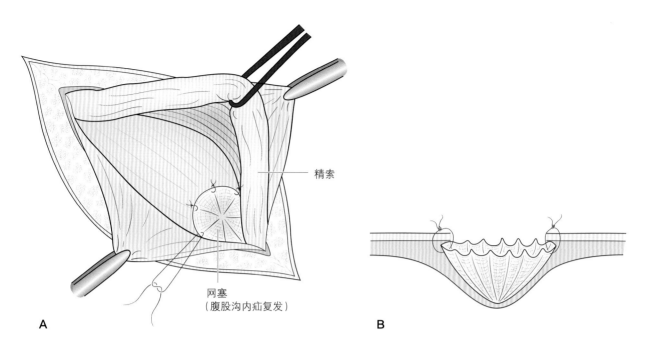

精索

网塞
（腹股沟内疝复发）

A

B

图 46　Millikan 法

Millikan 法原则上会把网塞插入疝门并张开，通过缝合使其能够承受压力。相比起常规手术，一般会用在应对疝门变硬出现瘢痕化的复发疝气上。

　　Millikan 法是使用网塞对抗腹压的方法（**图 46**）。这是通过把插入的网塞在腹横肌筋膜背侧打开，作为一个"面"去应对腹压的术式。对于腹股沟外疝的网塞，了解 Millikan 法，就能发现其意义，最终变成以"面"为对策的手术。在疝门周围出现瘢痕化的复发疝气手术上也能使用这种方法，手术思路为不以填塞的形式而是以"面"的形式应对。

7 处理精索的手法

1 从精索内剥离疝囊

把精索上的 Nélaton 导管充分牵引到尾侧、内侧，抓住精索表面的筋膜将其往尾侧、内侧方向牵拉，在精索腹侧拉出一个绷紧的面（**图47**），这个平滑的面朝着腹股沟管深环。通过这一操作，使术者能从精索尾侧，使用浅弧 Kelly 钳一片一片地挑起筋膜。然后助手使用手术电刀切开这片筋膜。一边逐片确认筋膜一边进行切割，还可以了解肌膜结构。在此部位进行切离、剥离，进入头侧，是因为这块组织中存在着生殖股神经生殖支和提睾肌动静脉支。不管是多纤细的组织都不能横向切离，沿着长轴方向剥离筋膜才可能保留这些神经和脉管。

浅弧 Kelly 钳子可以在比较浅的平面上进行剥离，从 Kelly 钳的弯曲部分内侧抓握的话，能更容易地剥离面。这是剥离精索的筋膜时会用到的手法（**图47**）。此时，术者和助手必须要让术野平坦，有一点术者很容易搞错，就是不小心把组织捏起（**图48A**）。不小心捏起组织的话，钳子的插入部位会变成山的斜面那样，无法获得一个面。新手外科医生有只往一个方向牵引（自己的方向）的习惯。不要上拉筋膜到腹侧，而是向和精索的筋膜同侧的方向（尾侧、内侧）牵引（**图48B、C**）。然后另一个不好的习惯是，把浅弧 Kelly 钳的前端无意识地上移到腹侧。也就是，柄部（握把）和剥离面平行，这样前端会挑破筋膜（**图48A**）。实际上前端部分的剥离方向和剥离面需要一致（**图48B**）。

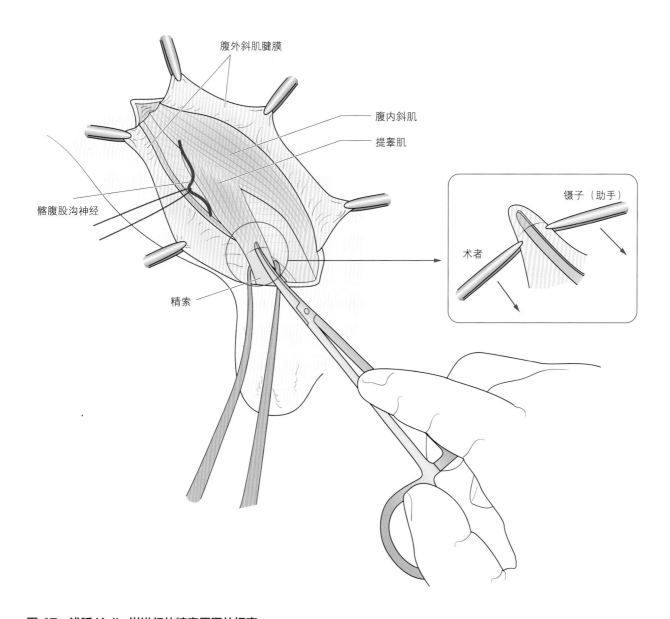

图中标注：
腹外斜肌腱膜
腹内斜肌
提睾肌
髂腹股沟神经
精索
镊子（助手）
术者

图 47　浅弧 Kelly 钳进行的精索周围的切离

这是一种从精索上一片一片地挑起筋膜，再用手术电刀切开的手法。精索上缠绕的胶带和术者、助手的筋膜牵引方法是让本手法变得容易的秘诀。也就是用无钩镊子抓住一片筋膜，将其往尾侧、内侧方向牵引，千万不要将筋膜上拉到腹侧。

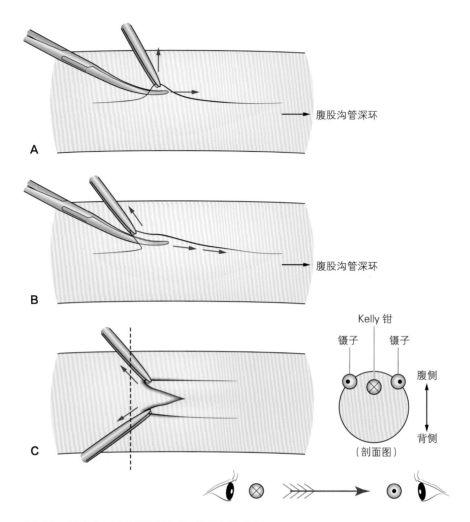

图 48　精索内侧方向浅弧 Kelly 钳的插入方法

虽然浅弧 Kelly 钳可以在比较浅的平面上进行剥离，从 Kelly 钳的弯曲部分内侧抓握的话，能更容易地剥离面。

A：错误的插入方法。

B：正确的插入方法。

C：Kelly 钳插入时术者、助手的镊子的牵引方向（从腹侧观察 **B** 时）。右边是虚线处的剖面。
右下为弓矢的使用方向。

　　让助手把 Nélaton 导管往尾侧、内侧方向牵引，在精索腹侧形成一个面。精索上按前后顺序为提睾肌筋膜、提睾肌、精索内筋膜、腹膜外筋膜浅叶、腹膜外筋膜深叶以及疝囊（腹膜）等组织，因此要从精索的尾侧、正中使用尖头的浅弧 Kelly 钳子一片一片地挑起筋膜（**图 47**、**图 49**）。

　　提睾肌来自腹内斜肌，向着精巢包绕精索。被下分出的正后部分主要位于精索的腹侧，不过渐渐覆盖周围，耻骨部分的提睾肌会整块覆盖精索。因此，提睾肌收缩的话，精巢全体会往头侧偏斜，不需要游离就能被拉起。此外，提睾肌筋膜在耻骨腹侧面上和坚固的耻骨粘连在一起，成为使精巢无法从这个部位移动到头侧的保险阀。

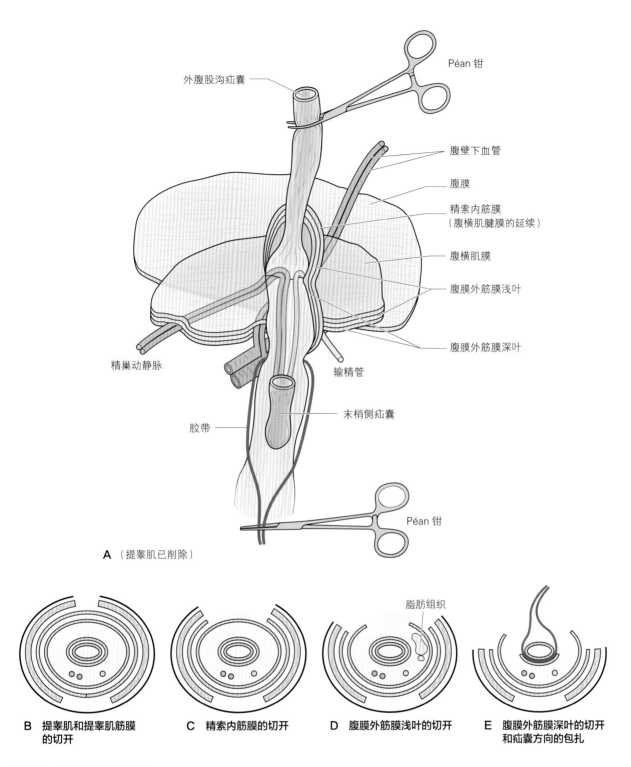

图49　精索内的疝囊剥离

助手把包扎精索的胶带往阴囊方向牵引。纵切也就是沿着精索方向切开精索内筋膜（**B**、**C**），剥离腹膜外筋膜浅叶、深叶，到达疝囊（**D**、**E**）。用 Péan 钳抓住精索内的疝囊，使用浅弧 Kelly 钳挑起筋膜，从疝囊纵向剥取上面的血管、神经以及输精管等精索组成部分，然后用手术电刀切开（**A**）。通过纵向的切离、剥离，可以把脉管、神经的损伤压缩到最小。

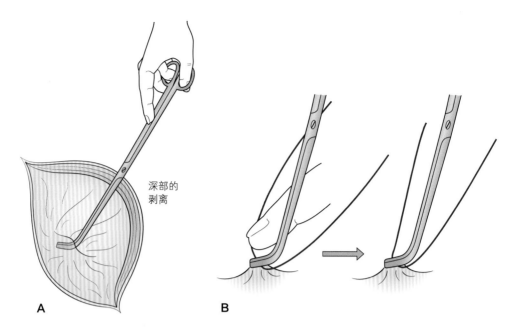

A B

图 50 深弧 Kelly 钳的使用方法

深弧 Kelly 钳本来的使用方法是在比较深的位置进行水平方向的剥离。另外其弯曲部分还能抓住出血点，在结扎时也会用到。在结扎时助手不能太用力牵引缝合线。

深部的
剥离

Howard Atwood Kelly 是 John Hopkins 医院的创设教授【Big four】之一，是一位妇科医生。其他的 Big four 成员分别是内科教授 William Osler、外科教授 William Stewart Halsted、病理学教授 William Henry Welch，他们都是业界顶级专家。在 Kelly 进行卵巢剥离手术的照片中可以看到我们现在就在使用着的 Kelly 钳。Kelly 钳是一种有着精巧的前端、专门用于剥离组织的钳子。这种钳子的前端和同样大小的 Péan 钳子相比更加细。

深弧 Kelly 钳（接近直角）可以用在剥离深部的面上，也可以在剥离脉管时使用（**图 50A**）。优秀的外科医生不会将其用在不合适的地方。关于这种钳子的使用方法、使用部位并没有固定，不同外科医生在职业生涯的不同情况中使用方法及部位各不相同。不过，一种手法如果没有明确的使用理由，就没有教育意义。深弧 Kelly 钳子可以用在无法使用手术电刀止血的组织上，不过助手在穿入缝合线时注意不要施加压力，必要的是结扎，绝不要拉紧结扎线（**图 50B**）。

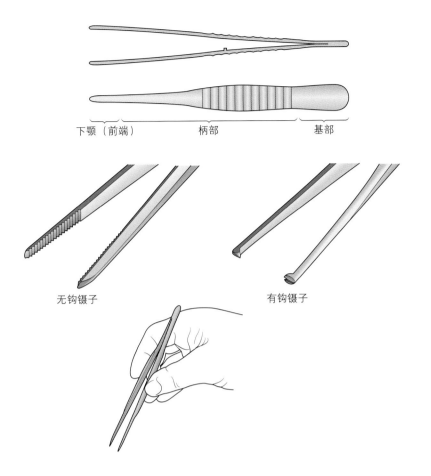

下颚（前端）　　　　柄部　　　　基部

无钩镊子　　　　　　　有钩镊子

图 51　无钩镊子和有钩镊子
镊子分为有钩镊子和无钩镊子两种，使用方法为在比较薄的、难以抓住的筋膜上使用无钩镊子，在想要抓稳的情况和
肠管吻合等情况下推荐使用有钩镊子。长镊子的抓法和筷子的抓法一样。

　　有种做法是，剥离精索筋膜时，使用两把无钩镊子，左、右拉扯开精索的筋膜。使用
这种方法的话，不光是无法了解此部位的筋膜结构，还会导致术者无法了解全身的筋膜结
构，甚至是全身的手术方法。详细探明基本的解剖关系是非常重要的。

> 　　镊子是一种用于抓住组织的器械，又名"Pincet"。世界最初的
> 镊子出现在 1655 年德国的解剖学者、外科医生 Scultetus 编写的著
> 作 *Armamentarium Chirurgucum* 的插图中。镊子分为有钩镊子和无
> 钩镊子，也被称作有钩 Pin 和无钩 Pin（**图 51**）。钩是指镊子前端钩状
> 的突起部位。一般有钩镊子用在切开皮肤和闭合创口时，无钩镊子
> 用在抓取比较柔软的组织时。不过，有钩镊子对组织的损伤会更小。
> 也就是说，无钩镊子更容易对组织造成挫伤。在肠管吻合中轻柔地
> 抓稳组织是有钩镊子特有的手法。

镊子的种类繁多。有钩镊子也分为 3 钩镊子、5 钩镊子等，DeBakey 镊子等冠以人名的镊子也有很多种。术者根据具体情况选择合适的镊子非常重要，对器械护士必须要说出镊子的正确名称。

了解精索的筋膜结构有利于建立外科医生对剥离疝囊的信心。另外，不光是腹股沟疝手术，所有的腹部手术都需要对关于腹膜外筋膜浅叶、深叶进行确定。可以说这是理解腹部全域的筋膜结构的指标。以前也被称作腹膜后下筋膜、腹膜下筋膜，不过从"前、后""上、下"等表达方式被极力避免使用后，就变成了现在的名称。切离提睾肌筋膜、提睾肌、精索内筋膜，到达腹膜外筋膜浅叶后，就能透过这片筋膜看到脂肪组织。这是可以成为腹膜外筋膜浅叶和深叶之间的标志的脂肪组织。然后，这部分的脂肪组织属于大血管系，泌尿科脏器的存在部位。切离浅叶和深叶后，就能看到疝囊（sac）。实际上很多时候疝囊和深叶都是无法剥离的。使用 Péan 钳抓稳疝囊，进行全面剥离（**图 49**）。

疝囊旁边的脂肪肿属于复发因子，因此有必要切除。抓住其末梢侧，在不破坏包覆脂肪肿的膜组织的情况下剥离至腹股沟管深环。因为脂肪肿上还存在着脉管，所以一定要通过贯穿结扎进行彻底的结扎后将其切除。

和腹膜相连的口袋一样的物体叫作"疝囊"。在 Lichtenstein 法中，无法剥离疝囊的情况，只在腹腔内进行翻转操作，并无剥离、处理的相关记载。不过在日本，是就这样放着疝囊不管，还是尽可能处理疝囊，或是采用尽可能在腹腔侧切离疝囊的方法（high ligation）来处理疝囊，目前并没有结论。至少 high ligation 的定义和意义都还没有确立这一点。在腹腔镜手术中，会切离疝囊。考虑到上面的各种因素，我会进行疝囊的开放、股环的触诊以及疝囊的结扎，我会对自己说这是教育的一环。

2 从精索剥离疝囊的方法

如何剥离疝囊？这里分两种情况。

疝囊只延伸到腹股沟底部为止的情况，从最尾侧的疝囊开始把除此之外的组织完全剥离就能完成。用 Péan 钳抓住疝囊的一端，对腹股沟管深环施加力道会更容易剥离。

在疝囊延伸到尾侧阴囊的情况下，在腹股沟底部中央用 Péan 钳抓住疝囊，用无钩镊子按顺序剥离疝囊周围的筋膜，就能确保疝囊的全周性（encircle）（**图 52**）。

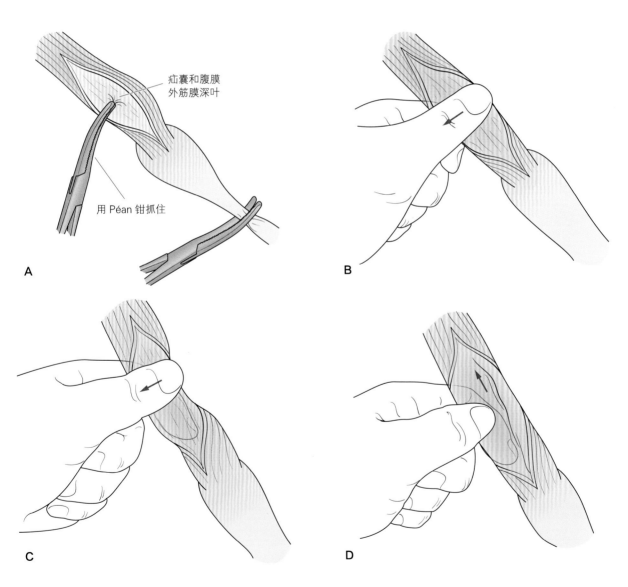

图 52　手动剥离疝囊

用 Péan 钳的前端抓住疝囊（**A**），术者左手食指作为砧板在食指上放置疝囊。用手掌抓住 Péan 钳，一边牵引，一边用拇指把疝囊往自己的方向牵引（**B**→**C**）。场所布置完成时，纵向剥离筋膜并去除（**D**）。通过反复这项操作，全周性剥离疝囊。

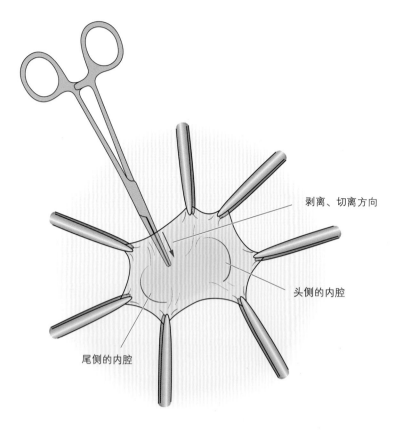

剥离、切离方向

头侧的内腔

尾侧的内腔

图 53　疝气的全周性切离
用两把 Péan 钳抓住疝囊，将其打开。接着一边全周性剥离疝囊边将其切离，反
复 Péan 钳的抓取操作，对疝囊做全周性切离。

全周性剥离出现困难时，用两把 Péan 钳抓住疝囊，在其中间切离疝囊，反复 Péan 钳
子的抓取操作，进行全周性切离。用 Péan 钳维持疝囊表面的同时剥离，这点很重要，这
样做可以不损伤输精管和精巢血管（**图 53**）。

8 处理疝囊

在往腹股沟管深环方向剥离疝囊时，整理抓着疝囊尾侧的 Péan 钳，用一把 Péan 钳重新抓住疝囊（**图 54**）。如果同时用多把 Péan 钳抓住疝囊，往腹股沟管深环方向剥离的话，疝囊可能会裂开。用一把 Péan 钳抓住疝囊往腹股沟管深环方向剥离。这个时候，疝囊腹侧和背侧只有身为筋膜结构的提睾肌部分能形成高低差，因此在疝囊背侧左右外侧端部分，从外侧一片一片地往腹股沟管深环方向剥离筋膜的话，就能将其漂亮地剥离出来（**图 54**）。这样可以把提睾肌的损伤降到最低。

此时，输精管、精巢血管的剥离可以沿着疝囊背侧剥离到头侧、背侧（**图 54 中 ***)。也就是说，本手法中需要在腹横筋膜背侧塞入填充物加强腹股沟底部，但不需要 Lichtenstein 法。

切断疝囊后，疝囊较细的情况下，使用外科探针确认疝囊在腹腔内通行。把食指插入疝囊，触知股环，确认股环是否太宽，是否可能形成股疝。在股环被评估为需要闭锁时，将手术变更为股疝修复术。

充分将疝囊剥离到腹腔侧后，结扎疝囊，结束疝囊的处理。使用 3–0 monofilament 慢速吸收缝合线（参考 ▶ 29 ~ 31 页）对疝囊的中心部做双重贯穿结扎，疝囊较大时，在荷包口缝合上追加贯穿结扎，结束疝囊中枢方向的处理。确认末梢侧的止血情况，同时切开、开放疝囊（**图 55**）。疝囊的阴囊侧，即使延伸到了深处也不要尝试去切除，疝囊基本无脉管分布的部分用手术电刀切开，进行到这一步就停止（**图 55**）。

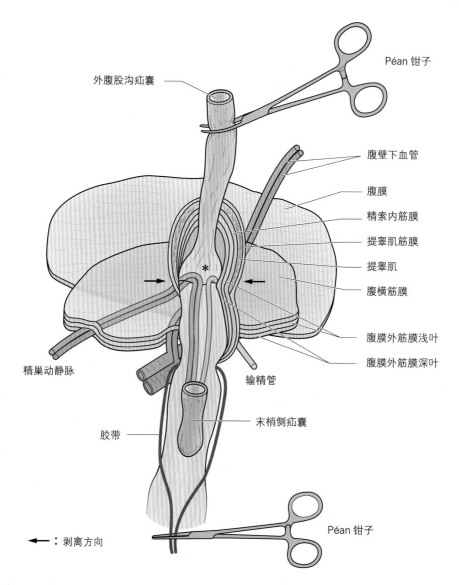

外腹股沟疝囊

Péan 钳子

腹壁下血管

腹膜

精索内筋膜

提睾肌筋膜

提睾肌

腹横筋膜

腹膜外筋膜浅叶

腹膜外筋膜深叶

精巢动静脉

输精管

末梢侧疝囊

胶带

Péan 钳子

←：剥离方向

图 54　疝囊的处理

用一把 Péan 钳重新抓住疝囊断端，朝着腹股沟管深环剥离。这时，疝囊腹侧和背侧的筋膜结构只有提睾肌筋膜、提睾肌部分能形成高低差，因此在疝囊背侧左右外侧端部分，从外侧一片一片地往腹股沟管深环方向剥离。

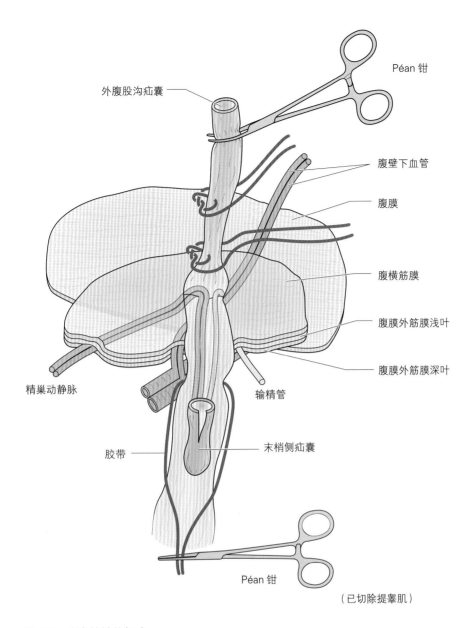

Péan 钳

外腹股沟疝囊

腹壁下血管

腹膜

腹横筋膜

腹膜外筋膜浅叶

腹膜外筋膜深叶

精巢动静脉

输精管

胶带

末梢侧疝囊

Péan 钳

（已切除提睾肌）

图 55　疝囊的结扎切离
尽可能在腹腔侧，使用 3–0 monofilament 慢速吸收缝合线对疝囊做贯穿结扎，然后在远端侧再做一次贯穿结扎。疝门较大时用荷包口缝合应对。一边确认末梢侧疝囊的止血情况，一边切开、开放疝囊。

　　腹股沟疝中的贯穿结扎（transfixing suture）和荷包口缝合（purse-string suture）是由于腹压单结扎存在脱落风险时所施行的缝合方法。贯穿结扎用于稳固结扎相对较细的组织。在已经缝合的线上结扎，在其对侧再一次结扎。第二次的结扎要在第一次结扎的对侧进行（图 55、图 56A）。荷包口缝合适用于疝囊较大时，顺针开始，尽可能顺针结束，因此需要考虑缝合的起始落针点。当然，学会逆针缝合也很重要（图 57）。缝合结束后进行结扎，对侧也要结扎（图 56B）。

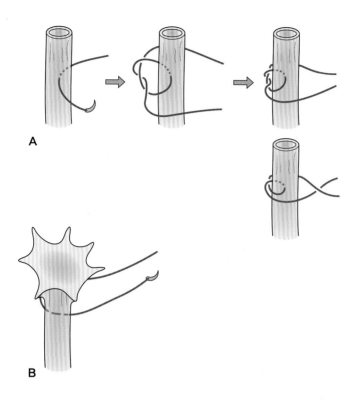

图56　贯穿结扎和荷包口缝合

贯穿结扎（**A**）用于缝合相对较细的组织。在已经缝合的线上结扎，在其对侧再一次结扎。第二次的结扎要在第一次结扎的对侧进行。荷包口缝合（**B**）适用于疝囊较大时，从可以顺针进入的位置开始，要尽可能保持顺针到结束，因此需要考虑缝合的起始落针点。

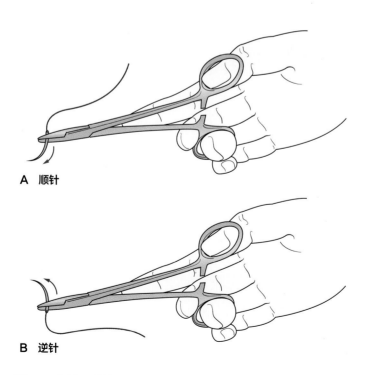

A　顺针

B　逆针

图57　顺针和逆针

有两种缝合方向，朝着内侧的相对容易的顺针和朝着外侧的逆针。两种方法都需要掌握。

缝合线的结扎方法的原理在很多书上都有描述，基本事项见图58。基本上为"平结"（图58A）。在其他绑法中，特别是容易松的情况下选择外科结（外科结扎）。然后，尽可能把食指靠近结扎点附近（图58B）。左、右手指以结扎点为中心形成一条直线，不这样的话很容易损伤到组织（图59）。缝合线的结扎需要制作多少个缝边更好？关于这点虽然有相关文献报道，但对于更重视实践的外科医生们来说并不太接受，外科医生们在缝合的时候多不会采用该结论。文献中的 monofilament 可吸收缝合线或不可吸收缝合线一般建议制作4次缝边。关于结扎法，概念上分为平结、外行平结以及外科结，把概念熟记于心后只需要按照其做法操作即可。不过对于将来在腹腔镜手术中也非常重要的方形滑结，最好也记住其原理（图60）。

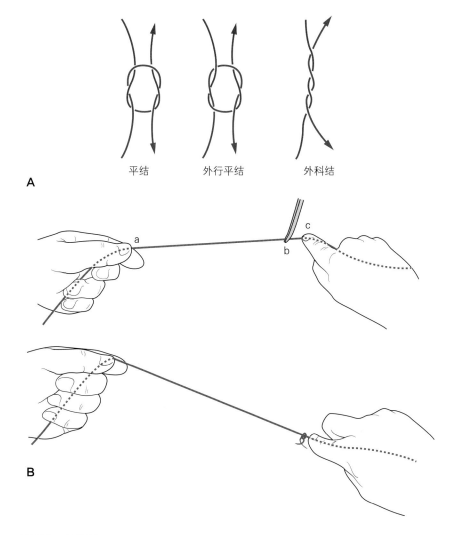

图58 结扎法

平结是基本的结扎法。而非常难解开的当属外科结（**A**）。这个结是用来拉近还是用来加固，根据不同情况选择不同的结扎法，所以必须要掌握各种结扎方法。手指必须左右拉成一条直线（**B**），而且一边的手指尽可能靠近结扎点。

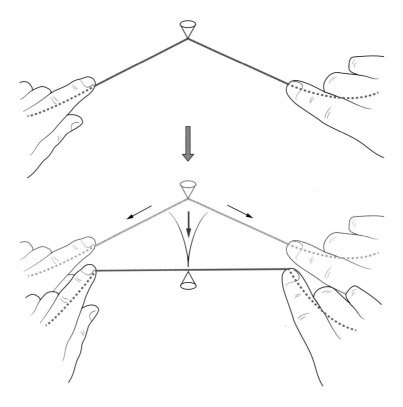

图 59　错误的结扎法

结扎线未形成一条直线，导致术中损伤的危险增加。

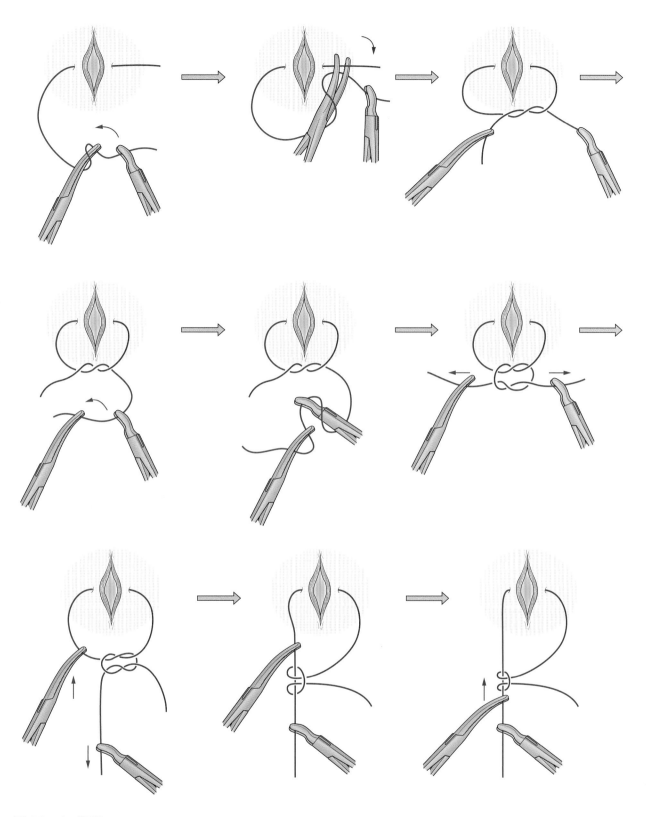

图 60　方形滑结

关于结扎法，概念上分为平结、外行平结以及外科结，把概念熟记于心后只需要按照其做法操作即可。不过对于将来在腹腔镜手术中也非常重要的方形滑结，最好也记住其原理。

这样一来，腹股沟外疝的疝囊的处理也结束了，不过在腹股沟内疝手术中并不会处理疝囊。不要专门去打开腹膜，制作出肠管等组织的粘连。从这一思路看，腹股沟外疝手术中也不是非要进行严密的疝囊处理。腹股沟外疝手术中中枢侧方向的疝囊剥离手法是一种能应用于各种手术术式（各种补片）的手法。当然，并不能认为使用各种补片的手术就是优秀的手术。

> 　　外科医生一生都在医院里"修行"，因此需要学习各种效果良好的手术技术，当下发表的众多参考文献中提及很多推荐术式，很多被采用的术式缺少实例验证其有效性，这种现状应如何正确应对？

9 滑动疝的应对方法

滑动疝（sliding hernia）是一种疝内容物难以还纳回腹腔内的病态。滑动疝中，背侧腹膜和融合的部分脏器变成疝内容物。左侧，乙状结肠滑出是最常见的情况，从脏器位置上看可以说是必然的。右侧，则为回盲部滑出，不过多被称作大网膜滑出。回盲部滑出的话，就可以把这种情况称作"中肠旋转过度"。需要注意的是，例外的只有融合部分作为疝内容物脱出的情况，不会有疝囊。也就是说，滑动疝有 3 种形态，这点请铭记于心（**图 61**）。当然，疝囊中的腹膜和融合的肠管的剥离，会使得疝囊被切离，绝对不要剥离。

"中肠旋转过度"是盲肠从小骨盆延长到尾侧，或者延长到头侧时的专用术语。小骨盆方向的盲肠下降过度在 10% ~ 20% 的病例中出现。骨盆从骶岬通过髋骨的内面，对着耻骨梳的腹侧边缘，呈弓形斜行于背侧、尾侧的分界线处，分出头侧的大骨盆腔和尾侧的小骨盆腔。只是，有时也会把小骨盆腔称作骨盆腔（**图 62**）。

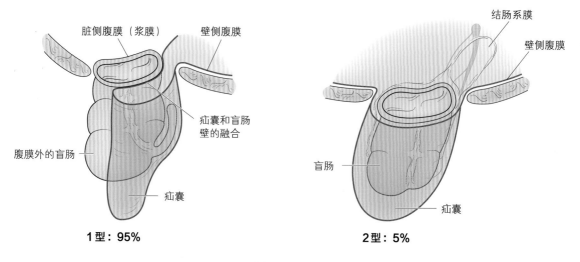

脏侧腹膜（浆膜）　　壁侧腹膜

疝囊和盲肠
壁的融合

腹膜外的盲肠

疝囊

1型：95%

结肠系膜

壁侧腹膜

盲肠

疝囊

2型：5%

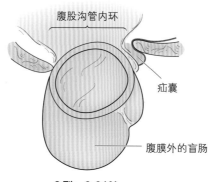

腹股沟管内环

疝囊

腹膜外的盲肠

3型：0.01%

图61　滑动疝（sliding hernia）

滑动疝是疝囊上脏器与疝囊壁融合的一种疝气。因此，绝不能把疝内容物从疝囊上剥离。当然也有例外，那就是3型，这是唯一一种没有疝囊的疝气。

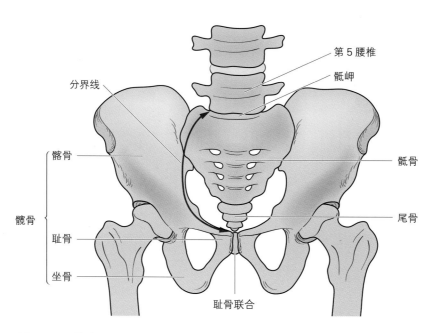

分界线

第5腰椎

骶岬

髂骨

髋骨

耻骨

坐骨

骶骨

尾骨

耻骨联合

图62　骨盆腔

骨盆，从骶岬通过髋骨的内侧一面，在呈弓形斜行于背侧和尾侧的分界线处（箭头）分为头侧的大骨盆腔和尾侧的小骨盆腔。不过，有时也会把小骨盆腔称作骨盆腔。

关于滑动疝的疝囊处理方法，只需要记住 Ponka 法和 Zimmermann 法。Ponka 法，先从滑出脏器两侧的疝囊切入，在其周围进行荷包口缝合，像是让脏器低头一样将其还纳到腹腔内，同时结扎缝合线（**图 63**）。

Zimmermann 法，是在滑出脏器的远端侧周围进行荷包口缝合，把脏器一边送回腹腔内一边结扎（**图 64**）。

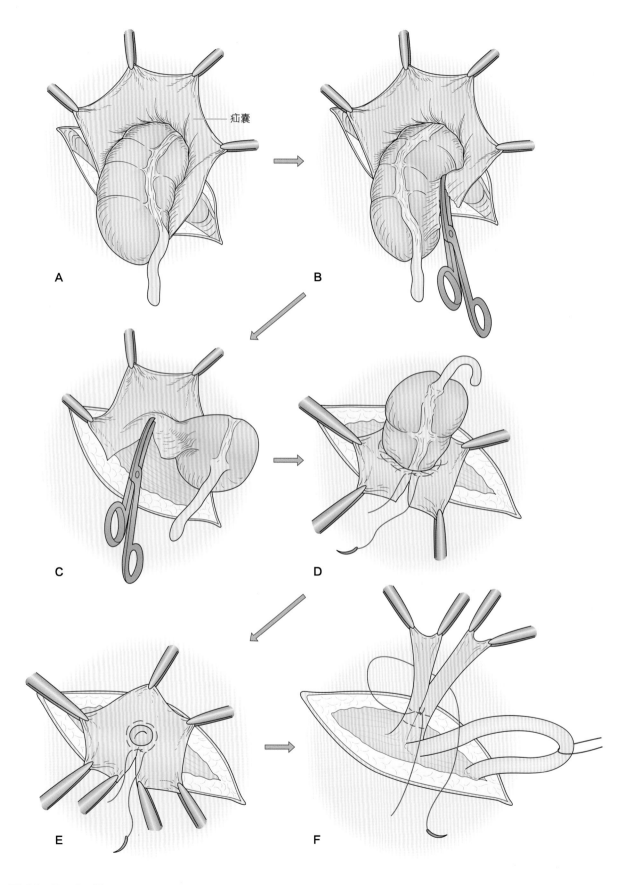

疝囊

A   B

C   D

E   F

图63 Ponka 法

提起滑出的脏器（**A ~ C**），在周围的疝囊上进行荷包口缝合后（**D**），把滑出脏器还纳到腹腔内（**E**），然后在末梢的疝囊上追加贯穿结扎（**F**）。

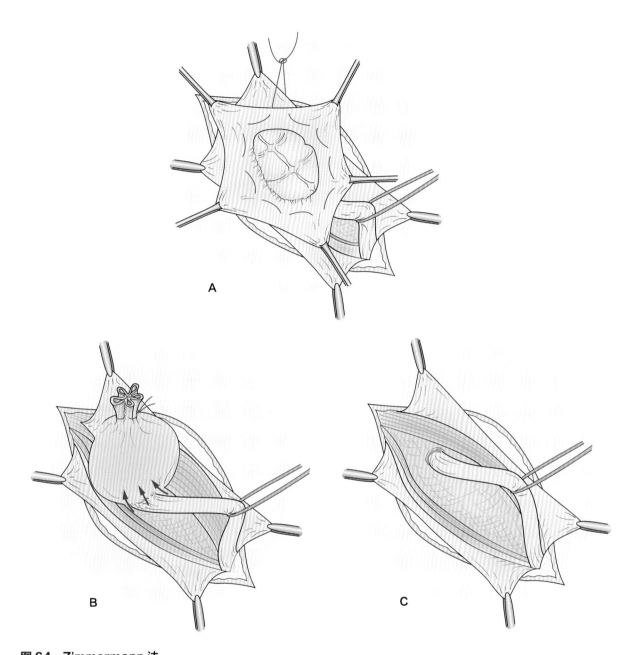

图64 Zimmermann 法

沿着疝囊内的脱出肠管进行荷包口缝合（**A**），把脱出肠管压回腹腔内（**B**、**C**）。

　　Zimmermann 法（**图64**）中，有时把疝内容物还纳到腹腔内时会遇到困难。这时有一种能够简单还纳疝内容物的方法，那就是用人工肛门脱落时的对策进行应对。双孔型人工肛门的脱落，用长镊子按顺序把纱布插入脱出的肠管内腔，使脱出肠管一边内翻一边回归到肠管内。完全回归后，慢慢去掉插入的纱布即可（**图65**）。同样的，我们可以把纱布连同疝内容物一起压进腹腔内。压进腹腔后，把纱布慢慢拉出，疝内容物不要动。

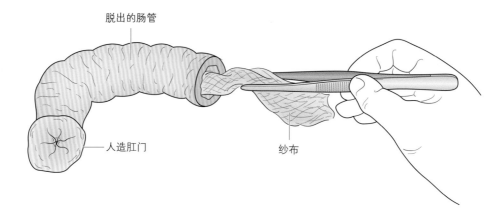

脱出的肠管

人造肛门

纱布

图65　把疝内容物还纳回腹腔内的方法

往腹腔内还纳疝内容物遇到困难时，可以参考人工肛门脱出时还纳脱出肠管的方法。人工肛门脱出时，用长镊子把纱布前端按顺序插进脱出的肠管内腔，脱出肠管内翻同时回归肠管内。完全回归后，再慢慢地把插入的纱布去掉即可。

> 　　有第2助手在场的话，第2助手不可随意改变扁平钩牵引的方向，维持方向不动是"维持术野"的关键。此时，收紧两侧，作为支撑点的两侧肘关节维持不动，这在长时间的牵引或是需要强力牵引的场合是必须掌握的手技。两侧变空的话，就会失去支撑点变成三关节的手技，无法长期坚持，也无法进行强力牵引（**图10B**）。

> 　　第2助手的职责是，在术者、助手都腾不出手时，使用长镊子进行辅助。另外，还需要擦拭渗出的血液、整理线头等。

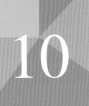

10 嵌顿疝的处理方法

1 嵌顿疝的皮肤切开

嵌顿疝手术中，与腹股沟韧带平行的皮肤切开要以**图2**中的铺巾铺法为依据进行设计。换句话说，就是找出正常侧的耻骨结节，以其对侧位置作为目标考虑高技巧的长切开。

2 手术操作的原则和注意事项

1）找出腹外斜肌腱膜

皮下切开以后，和通常的疝气不同，腹股沟管外环多会打开，考虑到这一点要在靠近外侧的位置找出腹外斜肌腱膜。

2）精索和疝囊的开放

两者的手法可以沿用"剥离精索外侧"（参考▶第44页）和"精索内侧的剥离"（参考▶第49页），不过为了确保视野，要让助手使用扁平钩进行牵引，这一点很重要，接着，棉织带的包扎可以使用深弧的大曲钳，这种钳子操作起来更加便利。从精索内剥离疝囊原则上要一片一片地确认筋膜，尽可能快速到达疝囊内，将其打开（参考▶第60页）。

3）疝内容物的活力确认

把作为疝内容物的肠管拉出到疝囊外，确认其活力。活力不稳定时，在脱出肠管附近的正常肠系膜穿入记号线，先把肠管还纳回腹腔内。提前把记号线拉到腹腔外。在创部盖上暖毛巾观察 10～15min。在这段时间里进行疝囊的全周性剥离。如果肠管的活力没有问题的话，后续的疝囊处理就按照已经说明的方法进行。

> 有一种情况是从已经切开的疝囊部推出嵌顿脏器时出现困难。我认为想要顺利推出脏器需要 3 个方向的力量，用拇指、食指以及弯曲的中指对疝囊内容物按照图 66 那样的姿势推出脏器。

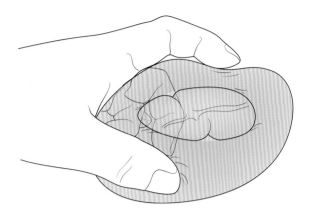

图 66　嵌顿脏器的推出法

即使切开了疝囊也难以把脏器从疝囊推出的情况也是有的。此时，用拇指、食指以及中指三指按照图中的姿势推出脏器。

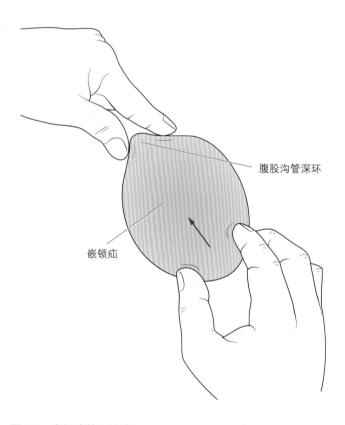

腹股沟管深环

嵌顿疝

图 67　嵌顿疝的还纳法

左手拇指、食指以及中指确保腹股沟管深环，嵌顿脏器用右手压住使其保持静止不动。这其中绝对不能揉捏。如果能感觉到肠管内容的活动，哪怕只是轻微的感觉也要马上进行还纳。

嵌顿疝的还纳法为，左手拇指、食指以及中指固定住腹股沟管深环部，右手压住疝囊肿胀部，按压的时候不要揉捏疝囊或是强行用力压迫疝囊，力度的维持非常重要（图67）。然后，等手指感觉到气体的流动后马上进行还纳。

4）小肠坏死的处理方法

小肠坏死时，切除该创口的坏死肠管，切除后便可以做吻合。有报道称在这种情况可以使用腹股沟底部加固用补片，但是原则上不使用补片加固腹股沟底部，一般实施纯组织修复的前髂耻束修复（AIPTR）（**图68**）。

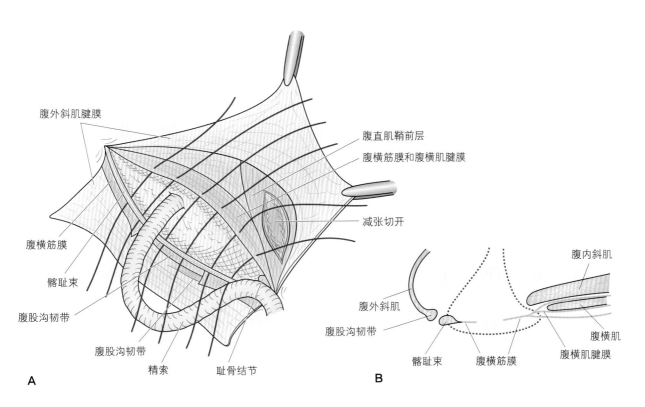

图68　前髂耻束修复（AIPTR）

AIPTR 腹股沟底部加固法首先从切开腹横筋膜开始。把腹横筋膜的头侧部分上拉向头侧，然后从其内侧用 Péan 钳抓住被白线镶边的富有光泽的腱膜［腹横肌腱膜弓（transversus abdominis arch）］，使其越过腹横筋膜。抓住腹横筋膜尾侧部分，辨认被腹股沟韧带（shelving portion）覆盖的髂耻束。从耻骨结节侧朝着外侧，使用 1–0 或 1 号不可吸收缝合线缝合此腹横肌腱膜弓和髂耻束。精索到外侧也用同样的方法缝合，不过注意不要把精索缝得太紧。如果不小心缝合过紧，在腹直肌鞘前层做减张切开。

AIPTR 腹股沟底部加固法首先从切开腹横筋膜开始。把腹横筋膜的头侧部分上拉到头侧，然后从其内侧用 Péan 钳抓住被白线镶边的富有光泽的腱膜［腹横肌腱膜弓 (transversus abdominis arch)］，使其越过腹横筋膜。抓住腹横筋膜尾侧部分，辨认被腹股沟韧带（shelving portion）背侧的髂耻束。从耻骨结节侧朝着外侧，使用 1-0 或 1 号不可吸收缝合线对此腹横肌腱膜弓和髂耻束做单结扎缝合。精索到外侧也用同样的方法缝合，不过注意不要把精索缝得太紧。不小心缝合过紧的话，在腹直肌鞘前层做减张切开。

"纯组织修复"是 Shouldice 医院流传的一句名言。Shouldice 法的手法复杂，日本的医院很少使用。Shouldice 医院是一家小医院，病床仅有 89 张，不过从 1946 年到 2003 年之间实施了 25 万例手术，其长期治疗过程的观察结果也是公开的。本手法经过多次改善后成为了现在的手法。

5）嵌顿脏器为大网膜时

　　除了小肠以外，嵌顿脏器多为右侧的大网膜。嵌顿脏器为大网膜时，大网膜多会和疝囊紧密地粘连在一起。这种情况下，必须要切除不会引起肠管损伤的部分大网膜。

> 　　大网膜的切离、结扎通过术者的 Péan 钳和助手的 Péan 钳完成。这是最基本的操作。术者用 Péan 钳把能抓取到的大网膜剥离。助手再把 Péan 钳插入剥离孔（**图 69A**）。然后术者把 Péan 钳插向助手的 Péan 钳夹住的部分的中枢侧（重要的一侧）（**图 69B**）。两人同时夹紧 Péan 钳子（**图 69C**）。术者用 Cooper 剪刀切

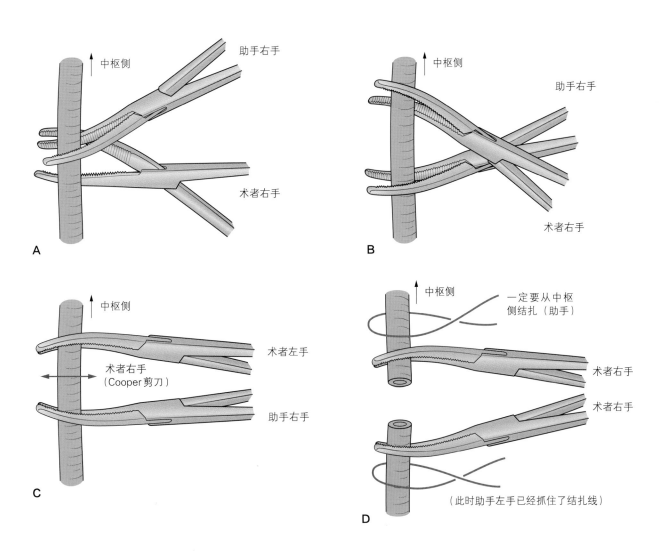

图 69　Péan 钳组织结扎法（血管结扎法）

术者和助手互相协作的血管结扎法，尽管现在的超声凝固切割装置已经非常先进，但从操作层面看还是这种手法比较有用。合力完成操作的瞬间，助手能切实感受到自己真切地协助了手术。这种方法必须要能够灵活旋转 Péan 钳。助手需要快速获得结扎线并进行结扎，然后还要把结扎线维持在容易切割的面。因此，本手法需要同时熟悉手术钳操作和结扎操作，是非常重要的手法。

离 Péan 钳之间的部分。助手是从器械护士处取得 45cm 长的丝线，在中枢侧结扎。本操作中，术者和助手两人需要步调一致（图 69D）。术者切断结扎线不需要的部分。末梢侧也做同样的结扎（图 69）。反复以上操作，切断粘连在疝囊上的大网膜。血管结扎也用同样的手法。本操作需要灵活自然地旋转 Péan 钳，完成一连串的动作。包括助手从器械护士处取得结扎线在内的连贯操作都需要多加练习。

切断线时，助手必须要捏紧结扎线。重点为术者和助手两人共同的"面"中的结扎好的线需要朝着术者，并向左或向右倾斜，与中央面成 45°（图 70）。当然，从术者的角度看，往左边倾斜会更容易剪线。切不可把结扎线朝着天花板垂直上拉（图 70）。这是因为从结扎点起要保留多少距离切断结扎线，需要从 Cooper 剪刀刀尖在背侧组织的倾斜度决定的保留下来的结扎线长度获取参考，这一点非常重要。通过助手的结扎线的倾斜和术者的剪刀刀尖的倾斜切断结扎线。这项操作除了腹部深部以外都必须要实施。

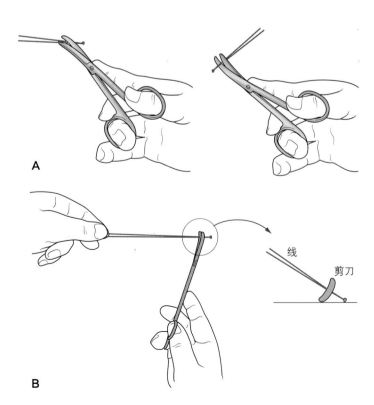

图 70　结扎线的切断方法

右图为结扎线切断时的原则。决定正面朝着术者的左右倾斜的结扎线的切断角度后，使用弯曲的 Cooper 剪刀切断属于基本操作。此时助手要让结扎线维持在面向术者、容易剪断的角度。

11 剥离补片的敷贴范围

　　使用 Lichtenstein 法剥离补片的敷贴范围。此时术者左手要对剥离部分施力，这一点很重要。将髂腹股沟神经上的 vessel loop 取下。从耻骨结节往腹股沟韧带（shelving portion）再接着往髂前上棘进行剥离。然后把精索牵引到尾侧，进行耻骨腹侧面的剥离。再然后，向着头侧剥离腹外斜肌腱膜背侧，剥离完再向外侧继续剥离。此时，腹直肌鞘前层显露。这个过程中确认是否有髂腹下神经（iliohypogastric nerve）的存在，有时往往不止存在一根，可能存在两三根。放松对术野的牵引后便能看到的情况也有。

　　精索背侧上，覆盖精索外动静脉和生殖股神经生殖支的提睾肌筋膜朝着肌间筋膜浅叶、深叶的融合部分，和腹股沟底部也有融合，因此无法让腹股沟底部大幅度清晰地展开，也不能展开。

　　操作中采用 Lichtenstein 法，使用了 7.6cm×15cm 的不可吸收的轻型补片（light weight mesh）（**图 71**）。

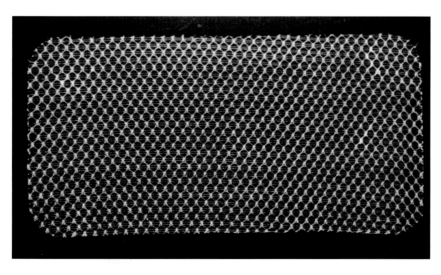

图 71　轻型补片（light weight mesh）

7.6cm×15cm 的轻型补片（light weight mesh）最适合 Lichtenstein 法。术者需要掌握补片性状等相关知识。

现代科学极为重视理论，即使是补片，最低限度掌握其相关知识也是非常有必要的。如果没有补片材质的相关知识储备，想要完成精准的手术明显是不现实的。当今的不可吸收补片中分为重型补片（heavy weight mesh）、中型补片（medium weight mesh）、轻型补片（light weight mesh）3 个大类。另外，材质本身和孔（pore）的大小都属于补片的基本性状。轻型补片（light weight mesh）的局部炎症发生率较低，对输精管影响较小，建议选择。市面上可以买到各种形状的外科补片，医生应当清楚了解自己所使用的补片的性状。还有，有些不可吸收补片虽然写着不可吸收，其中仍然含有可吸收的材料，这一部分可能会加剧炎症。不知道您是否能解释在手术中使用某补片的缘由。

现在普遍使用的补片都是聚丙烯（Polypropylene）材质的，Lichtenstein 法使用的 7.6cmx15cm 轻型补片最便宜也要 100 美元一片。但是对于某些国家和地区，100 美元实在是太贵了。很多文献报道称，他们多使用蚊帐（mosquito net）材质的补片来实施 Lichtenstein 法。印度的文献称，在对 600 名患者使用蚊帐材质的补片后，术后恢复情况和使用 100 美元的补片相同，而蚊帐材质的补片的价格是 0.04 美元。这些随机对照试验的结果得出了两种材料短期成绩相同的结论，而且也有报道称长期成绩也良好，可以考虑一下。

剥离补片敷贴范围时，使用剪刀做钝性分离，不过新手在做钝性分离时会下意识地紧握剪刀柄部（handle），使剪刀处于闭合状态。在剥离时要让剪刀处于随时可以切割的状态。因为这样做的话，还可以作为更高难度的手术的剪刀剥离练习。

腹股沟底部加固在有需要保留生育功能等多种情况时应该如何进行的问题上，有疑惑的人请务必参考世界疝气学会发布的作为国际指南的"*International guideline for groin hernia management*"（Hernia22：1–165，2018）。各项目的参考文献都为该文章的正当性提供了强力佐证。腹股沟疝的推荐术式为 Lichtenstein 法、腹腔镜手术以及 Shouldice 法。

对于 Lictenstein 法只读一篇文献是无法完全了解透彻的，这一点和纯组织修复的 McVay 法相同。因此，我们必须阅读 Lichtenstein IL、Amid PK、Shulman AG 的论文，理解术式的优化过程，理解现在的改良 Lichtenstein 法的改良。Lichtenstein 法虽然是 Lichtenstein 开创的，但是最初发表的论文中的解剖存在着错误，将解剖的错误进行了修正并对术式进行了优化的是 Amid。而且，当 Lichtenstein 法遭到否定时出来应对的也是 Amid。因此我在阅读文献的时候就在想，或许可以把 Lichtenstein 法称作是 Lichtenstein–Amid 法或者干脆就叫 Amid 法也不错。

腹股沟管深环附近的精索的外侧、背侧用指尖抓住后就能感受到纤维状的物体，这就是提睾肌动静脉和生殖股神经生殖支。腹股沟管深环和耻骨结节之间被肌间筋膜浅叶和深叶形成的提睾肌筋膜包裹着，此处绝不能切离，因为这是生殖股神经生殖支和提睾肌动静脉的保护组织。

12 使用补片加固腹股沟底部

1 从耻骨向腹股沟韧带（shelving portion）方向的缝合

  首先使用 Hegar 型持针器把补片缝合在耻骨腹侧面。缝合线选择 3–0 monofilament 不可吸收缝合线。缝合的补片要盖过游离精索时已经充分剥离好的耻骨腹侧部 20mm 左右，这点很重要（**图 72**）。使用这根缝线朝着腹股沟韧带（shelving portion）连续缝合固定补片的边缘。当然，只有这一部分为单结节缝合，后面可以采用连续缝合。缝合的时候，Hegar 型持针器和耻骨的缝合面如果穿入角度为钝角的话，缝合难度会增加。也就是说，Hegar 持针器的柄部（把手）和术野平行的话，缝合只需要借助持针器轴的旋转运动就能完成。因此，对着缝合面的 Hegar 型持针器要从术野的"山谷"插入，这点非常有必要。"从山谷进攻"可以让缝合变得更容易。专攻这一块的医生会从"山"在进入缝合面且进入的时候，持针器和缝合面形成钝角（**图 73**），因此他们手中的针在缝合时的倾斜手法各式各样。尽量不要竖立持针器，让可以缝合的部分清晰可见也非常重要。手术时不是用手臂的三处关节（肩关节、肘关节、手关节）一起发力，而是要尽可能用以肘关节为支点的两处关节发力，这样操作能更到位，Langenbeck 扁平钩的抓握也是同样的道理（**图 10**）。

  缝合腹股沟韧带（shelving portion）的时候，不要拉起缝合面而是要与缝合面平行的意识非常重要。为此，术者必须用左手的镊子在缝合面上制作面。如果把这个部位拉起再缝合，缝合到背侧组织的话，很可能会损伤背侧的股静脉。万一不小心碰到股静脉导致出血，绝对不能就这样直接缝合、结扎，只能将针拔出再做轻微压迫，别无他法。如果就这样缝合，等麻醉药效结束后，患者步行的时候可能会出血，形成血肿。

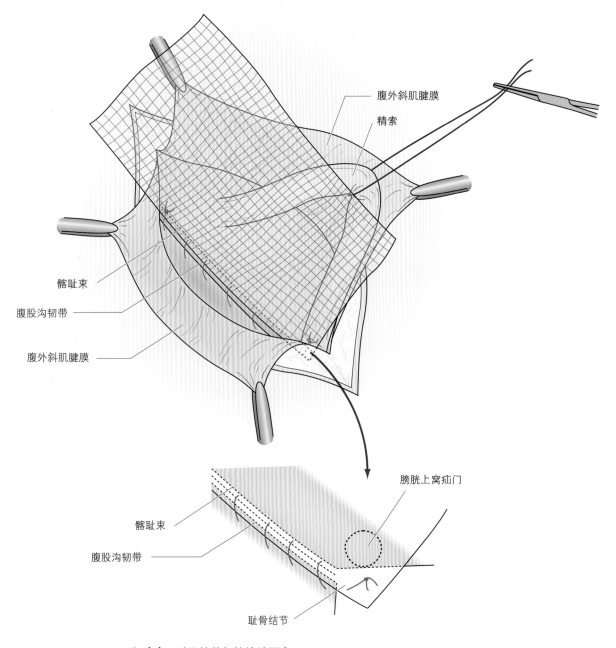

腹外斜肌腱膜

精索

髂耻束

腹股沟韧带

腹外斜肌腱膜

膀胱上窝疝门

髂耻束

腹股沟韧带

耻骨结节

图 72　Lichtenstein 法（1）：耻骨结节部的补片固定

补片内侧的角要盖过耻骨结节侧腹面 15～20mm，用 3-0 monofilament 不可吸收缝合线固定，用这根缝线对腹股沟韧带（shelving portion）做连续缝合。最初也可以做结节缝合。

　　polypropylene 的补片上用 monofilament 不可吸收缝合线做缝合是因为不可吸收材料非常适合用于维持抗张力。也有外科医生用可吸收缝合线固定补片，通过固定补片维持抗张力可以从最初预防疝气复发。因此，应该尽量减少使用抗张力不够持久的可吸收缝合线。3 个月以内的疝气复发不属于复发，而是属于技术失误（technical error），我认为缝合线的选择也包含在其中。

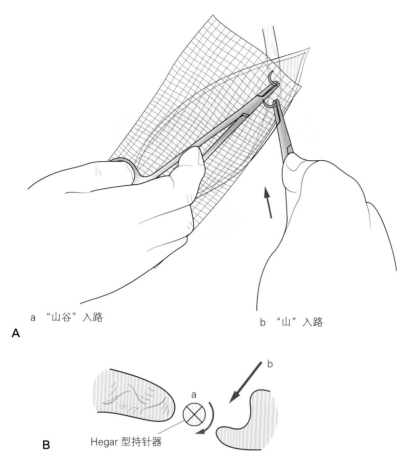

a "山谷"入路   b "山"入路

A

B   Hegar 型持针器

图 73　使用 Hegar 型持针器的缝合术

Hegar 型持针器的柄部和术野平行的话，只需要以持针器柄部为中心轴转动持针器就能完成缝合。因此，必须要把持针器从术野的"山谷"插入。也就是说尽可能不要竖起持针器。

如果是右腹股沟疝的话，腹股沟韧带（shelving portion）方向的缝合的运针方式为顺针，因此相对比较容易。不过，当左腹股沟疝这边运针不顺利的时候，术者需要移动到患者左侧。Hegar 型持针器的 Prolene 缝合线的器械结扎需要进行一定的练习。由于这是深部的结扎，右手食指会很自然地朝向结扎点，但是这样会导致结扎点变得难以辨认，因此不提倡。为了让结扎部位清晰可见，抓着缝合线断端的 Hegar 型持针器，以结扎点为中心形成一条直线，必须找到"山谷"（**图 74**）。

最初在耻骨部缝合后，第二个缝合点距离第一个缝合点越远，反转韧带部上残余的空间就越大（**图 75**）。因此，腹股沟韧带（shelving portion）靠近耻骨的地方进行第二个缝合是非常有必要的。此处为耻骨缝合部的从"山"降到"山谷底"的部分。使用此缝合线把腹股沟韧带（shelving portion）方向的缝合进行到腹股沟管深环更后方。本缝合以 shelving portion 为面，平行地进行操作。制作缝合面的工具为助手的筋钩或者术者左手。

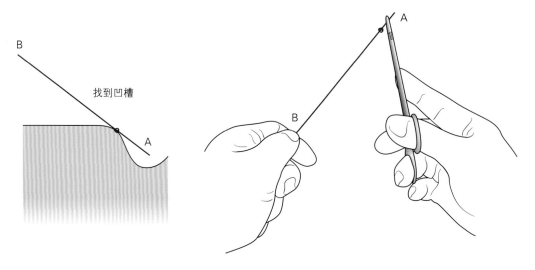

图 74　Hegar 型持针器结扎术

使用 Hegar 型持针器固定补片，抓着缝合线断端的 Hegar 型持针器以结扎点为中心形成一条直线，让结扎部清晰可见，必须找到"山谷"。

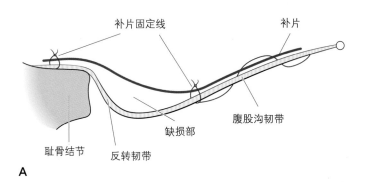

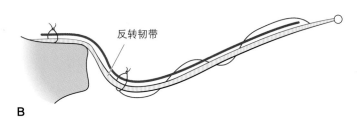

图 75　固定补片的洞

耻骨结节往腹股沟韧带（shelving portion）的移动路径就是图中从"山顶"急速落到"山谷底"的部分，这一部分的缝合必须稳固。

2 剪开补片形成开叉

在补片上剪开（形成开叉）的时候不要剪开太多，从外侧沿着腹股沟韧带方向用剪刀剪开。形成的尾端宽度要考虑到腹股沟韧带（shelving portion）和腹股沟管深环的组织（精索）之间的距离，不过只考虑这点的话，补片的尾端会变得非常细，因此还要考虑到腹股沟管深环的精索的直上部位。切离的时候不要切得太过，只需要切离一些，让补片穿过精索背侧，不要让内侧的腹股沟底部的补片变松又或者是覆盖精索。实际上，补片开叉的部分，提睾肌筋膜会沿着腹股沟底部存在，敷贴补片的时候让开叉处往腹股沟管深环方向压贴即可。尾侧的细补片（外侧片）压入髂前上棘，多余的部分切离（**图76**）。

补片内侧片穿过精索背侧的时候必须要多加注意，不能穿过前面的耻骨结节隧道孔之外的部位。这里是肌间筋膜（interparietial fascia）浅叶和深叶组成的提睾筋膜，这片筋膜保护着提睾肌动静脉和生殖股神经生殖支。切不可因为觉得这片筋膜很碍事就切离。

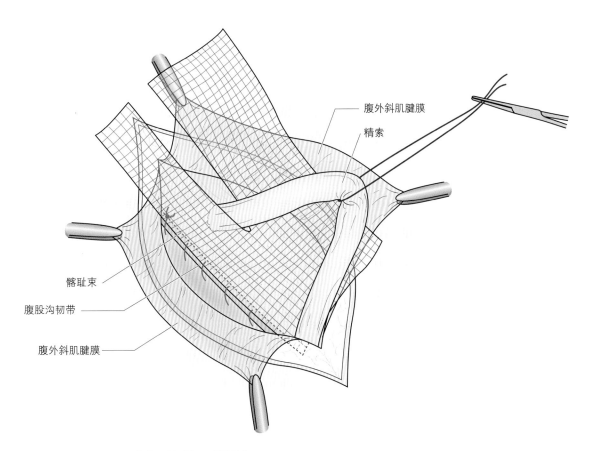

腹外斜肌腱膜
精索

髂耻束

腹股沟韧带

腹外斜肌腱膜

图76 Lichtenstein 法（2）：补片切口的切法

在补片上剪开，外侧到切口的宽度为腹股沟韧带（shelving portion）和腹股沟管深环尾侧边缘的距离。切口长度要让 Hesselbach 三角部的补片形成面和精索之间的交界紧密贴合。

能够简单实施 Lichtenstein 法的产品在市场上有售，不过需要仔细考究产品的原料。有部分产品的原料和教程中的原料不同，这部分可能会存在问题。而且，我觉得使用这些不规范的产品进行的手术不能算是 Lichtenstein 法。应当遵循原著的指示进行手术，更换原材料和手技必须要有相应的理由。

3 把补片内侧片固定在腹股沟韧带（shelving portion）上

　　补片的内侧片（补片宽的那一边）通过精索后方移动到头侧的时候，一定要在确保视野的情况下进行。此时，确认切口是否太短。如果补片的面向上盖住了精索，那就是切口短了，就需要追加切离。

　　此处的补片内侧片需要朝着腹股沟韧带（shelving portion）折叠，包住精索。确认内侧片刚好到达腹股沟韧带（shelving portion）且形成直角的部位，切离多余补片。在腹股沟韧带（shelving portion）上由上往下使用2~3针缝合固定补片。这样一来，精索就处于被周围组织紧紧包围的状态。如果经过以上操作仍有空隙，在刚好能让精索通过的地方，用一针缝合同一处补片（看起来像是"关闭钥匙孔"）（**图77**）。这样一来，常出现复发的外侧三角（**图78**）就能进行双重修补了。

　　本过程的注意点为，用补片覆盖外侧三角之前，先不进行内侧腹直肌鞘的固定。如果先固定了的话，覆盖外侧三角的补片就会不够。

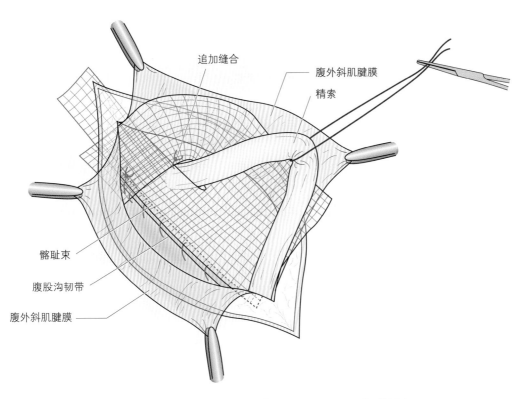

追加缝合　　腹外斜肌腱膜　　精索

髂耻束

腹股沟韧带

腹外斜肌腱膜

图77　Lichtenstein 法（3）：补片内侧片的腹股沟韧带（shelving portion）的固定

补片外侧片紧紧敷贴在外侧。切除剩余部分。内侧片负责修补外侧三角，因此要把内侧片折叠到腹股沟管深环外侧部尾侧，缝合固定在腹股沟韧带（shelving portion）。这样外侧三角就会如磐石般稳固。此时如果腹股沟管深环的补片空隙较多，就通过缝合外、内侧片收紧。

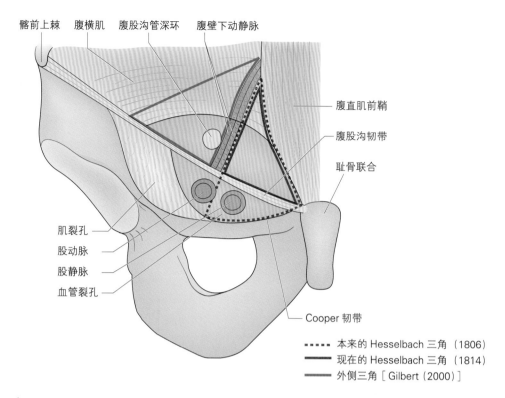

髂前上棘　腹横肌　腹股沟管深环　腹壁下动静脉

腹直肌前鞘

腹股沟韧带

耻骨联合

肌裂孔
股动脉
股静脉
血管裂孔

Cooper 韧带

- - - - - 本来的 Hesselbach 三角 （1806）
───── 现在的 Hesselbach 三角 （1814）
───── 外侧三角［Gilbert （2000）］

图 78　外侧三角

Lichtenstein 法中，Gilbert 提出的外侧三角部非常脆弱，属于复发因子，但是这个问题在 2004 年经过 Amid 的优化后已经得以解决。

　　腹股沟疝手术的复发部位在日本是耻骨结节周围，不过根据美国的统计，耻骨结节周围和外侧三角两处的复发概率相同。虽然体格差异无法否认［发达国家（OECD 加盟国）中肥胖率方面美国世界第一，日本倒数］，但我从未遇到过位于外侧三角的复发。2004年，Lichtenstein 的弟子 Amid 就腹股沟疝治疗专家 Gilbert 提出的 Lichtenstein 法中外侧三角高复发率的问题撰写了相关论文，提出了改善方案。站在扩充外侧三角相关知识的角度，也请务必读一读这篇论文。

　　腹腔镜下疝气修补手术中有很多耻骨结节部复发的报道，从这些案例基本都有使用补片固定来看，我认为有必要考虑一下手技方面的问题。也就是考虑下最近出现的少量使用敲钉器固定补片的宽的腹腔镜下腹股沟疝气修补术（transabdominal preperitoneal approach, TAPP）。和 Lichtenstein 法一样，如果补片牢牢固定在腹壁上的话，就能够减少复发率。这意味着腹腔镜手术的新方法可以预防复发。

4 把补片内侧片固定在腹直肌鞘前层

最初的耻骨结节上的缝合线，从精索内侧一边确认一边将补片固定在内侧的腹直肌鞘前层。从耻骨结节朝着腹直肌鞘前层的头侧缝合 2 针非常重要。有时会牵扯到髂腹股沟神经。此时，外侧的腹股沟底部的补片尽可能保持绷紧状态，在缝合的时候要一直确认。接着，朝着头侧缝合固定内侧片的内侧部分。内侧多出来的三角形的补片进行切除，不过注意不要切过头。这一部位上有数根髂腹下神经并排走行。上拉内侧的腹外斜肌腱膜后便能看到上行的神经纤维，当然也有肉眼看不到的神经支，因此要朝着水平方向运针。这根神经支相较其他的神经会走行于左、右两边，因此在左、右运针可以减少不小心把线穿入神经中的概率。

最后在补片头侧用数针缝合（以不会令补片脱离的力道），结束补片的缝合固定（**图 79**）。

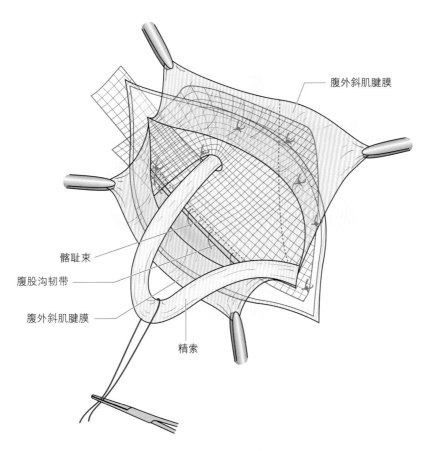

图 79　Lichtenstein 法（4）：补片内侧片的腹直肌鞘前层的固定
补片内侧片紧敷在腹内斜肌上，内侧部分缝合固定在腹直肌鞘前层上。此时，耻骨结节这边的头侧部位是复发的重要部位，应当充分缝合固定补片。从这部分发出的头侧的髂腹下神经基本都是水平走行，运针要和这根神经平行。

5 补片固定和再次确认出血情况

　　腹股沟底部修补结束后，检查补片是否能稳固抵挡容易复发的部位。用食指进行触诊。首先确认补片是否牢牢固定在耻骨结节腹侧。然后，耻骨腹侧这边的连续缝合的第一针和第二针的间隔是否足够宽，这点特别重要。每一段缝合间隔是否足够宽也需要确认。接着最后再确认一次出血情况。

　　本手术过程中，精索被 Nélaton 导管牵引着，因此存在精巢也被上拉到头侧的可能性，此时从干净的铺巾上方抓住阴囊并牵引到尾侧。

13 缝合创口

腹外斜肌腱膜和无名筋膜使用 3-0 monofilament 慢速吸收线做连续缝合。腹股沟管浅环部本来是无名筋膜延伸出来的只有精索外筋膜的部位，尽可能缝合到腹外斜肌腱膜被关闭的部位。

用 3 针内翻缝合 Scarpa 筋膜，拉紧缝合创口。

皮肤使用 4-0 monofilament 慢速吸收缝合线做包埋连续缝合进行闭创。

缝合的思路为，缝合针与缝合的两个面形成直角，在同一个面上运针（**图 80A**）。此外，缝合被切离的两个面时（创口缝合等），缝合的组织量很容易变成距离术者远的少些、距离术者近的多些的状态，这点需要注意。特别是在腹部正中切创口处同时挑起白线和腹直肌腱膜的时候，一定要注意这点。创口一定要在患者左侧的线缝在右侧的状态下打开。为此，距离术者较远的组织必须借助带钩镊子进行抓取（**图 80**）。

不可吸收缝合线 1 号、2 号的无针缝合线和带针缝合线的运针相同，从组织中抽出时常会感受到阻力。通常运针到针的弹机孔为止，然后不要旋转，而是沿着缝合面的直角方向运针，这样能更好地穿入、穿出组织，是非常提倡的手技（**图 81**）。

腹股沟疝手术中，在切开皮肤的时候，只要手术电刀没有灼伤创口两端，就能实现漂亮的包埋缝合。如果您的创口两端粘连在一起，那基本都是由于手术电刀灼伤了创口两端。灼伤处形状如犬耳，因此也被称作"dog-ear"。造成"dog-ear"是外科医生的失败。出现需要缝合"dog-ear"的情况，术者需要深刻反省自己的不足，以后的皮切务必选择锐性切开。

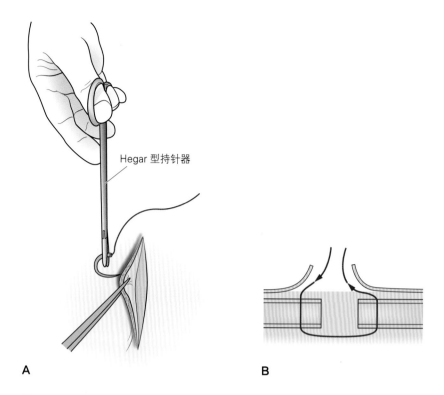

A   B

图 80　开腹腹壁缝合的基本

或许有读者学到的缝合手法基本为"对着组织按直角把针刺入"。关洲二博士的著作中提出，按该指示所说的那样进行缝合的话，腹壁缝合后针就没法从腹壁穿出来了。虽然可以直角刺入，但是要借助带钩镊子的辅助才能在腹壁上实现直角缝合。也就是说，这需要右手和左手双手协调完成。新手缝合的时候很容易出现距离术者远处的组织量较少、近处的组织量较多的情况，要多加注意！

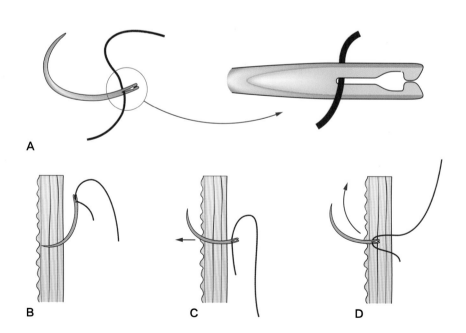

A

B   C   D

图 81　带弹机孔的针线的运针方式

带弹机孔的针线的运针方式和通常一样，做旋转运动刺到弹机孔部位为止（**A**、**B**），接着便是沿着接线方向运针的不会遇到组织阻力，组织的损伤也较少的运针方法（**C** 箭头）。旋转运动遇到的组织阻力较大、损伤较多的情况是我们不想看到的（**D** 箭头）。

14 股疝修复术

前面写的都是腹股沟疝手术，但也有外科医生在腹股沟疝手术中发现患者还存在股疝的情况。因此，学习腹股沟疝手术相关知识的时候也要学习股疝的手术手技。

股疝是外科医生在日常诊疗中常会遇到的腹壁疝气的一种，发病率仅次于腹股沟疝。其中多为非还纳、绞窄状态，因此必须要进行紧急手术。另外，根据手术中肠管的状态可能还需要考虑切除肠管，所以即使已经制定好了手术策略也必须进行手术前的诊断确认。换句话说，检查的重要性就体现在这里。

1 皮肤切开

提前预计好紧急手术的场合，皮肤切开要和腹股沟韧带平行，切出足够的长度。

2 隐静脉裂孔的探查

到达无名筋膜后，沿着无名筋膜用扁平钩展开到大腿部。确认隐静脉裂孔，切开大腿肌筋膜（延续自无名筋膜），确认股疝的鼓起部位（**图82**）。剥离大腿肌筋膜后，便能看到腹横筋膜和腹膜外筋膜浅叶、深叶包裹着的疝囊（腹膜）。

3 切开腹横筋膜

从切开腹外斜肌腱膜到确保精索的步骤和腹股沟疝手术一样，因此此处省略。

腹股沟底部充分暴露的时候剥离腹股沟管深环尾侧、内侧部分，切开腹横筋膜往精索内筋膜移动的部分。把深弧 kelly 钳插入腹横筋膜背侧，用手术电刀切离腹横筋膜，一直进行到耻骨结节为止（**图83**）。从腹侧观察腹股沟管深环可以看到生殖股神经生殖支和提睾肌动静脉是从外侧、尾侧进入提睾筋膜的，所以尽可能不要进入提睾筋膜内。外侧还能看到腹壁下血管。

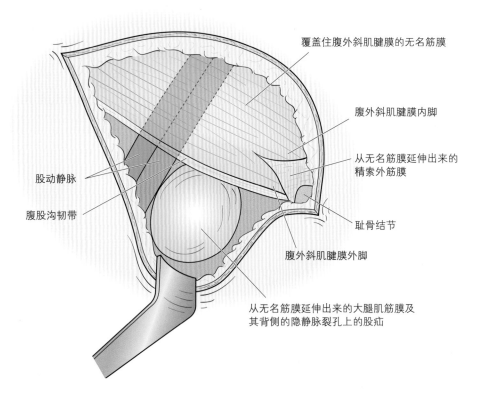

覆盖住腹外斜肌腱膜的无名筋膜

腹外斜肌腱膜内脚

从无名筋膜延伸出来的
精索外筋膜

股动静脉

腹股沟韧带

耻骨结节

腹外斜肌腱膜外脚

从无名筋膜延伸出来的大腿肌筋膜及
其背侧的隐静脉裂孔上的股疝

图 82 隐静脉裂孔的探查

剥离到无名筋膜后，沿着无名筋膜用扁平钩展开到大腿部。确认隐静脉裂孔，切开大腿肌筋膜（延续自无名筋膜），确认股疝的鼓起部位。剥离大腿肌筋膜后，便能看到腹膜外筋膜浅叶、深叶包裹着的腹膜。

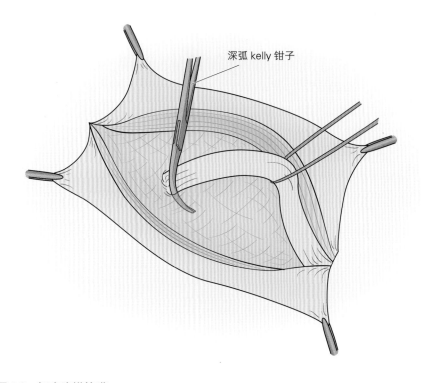

深弧 kelly 钳子

图 83 切离腹横筋膜

腹股沟底部充分暴露的时候剥离腹股沟管深环尾侧、内侧部分，切开腹横筋膜往精索内筋膜移动的部分，把深弧 kelly 钳插入腹横筋膜背侧，用手术电刀切离腹横筋膜，一直进行到耻骨结节为止。

4　股疝囊的剥离

切开腹横筋膜后，呈现眼前的是股疝的颈部，如果遇到被脂肪组织阻挡了视线的情况，使用纱布把脂肪组织挪到内侧、头侧，可以看到股疝囊被腹膜外筋膜浅叶、深叶覆盖（**图84A**）。

肠管嵌入股环时，用深弧 Kelly 钳剥离髂耻束和 Cooper 韧带形成角度的部分的内侧的腹横筋膜，用手术电刀切开后让股环变成一个三角形（**图85中箭头**）。这样一来，就能把嵌入的疝囊拉到腹腔侧，虽然有这样的记载，但是股疝并不是因为嵌顿在股环才形成的，真正的原因是疝囊缓慢形成瘢痕后导致的环状狭窄，所以我认为这种方法的效果并不理想。

最近，有很多股疝嵌顿病例都用手成功还纳，我的治疗思路"股疝→意味着紧急手术"也发生了变化。

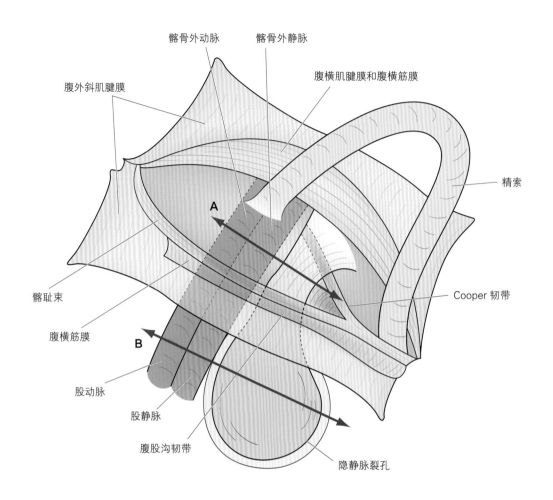

髂骨外动脉　髂骨外静脉

腹外斜肌腱膜　腹横肌腱膜和腹横筋膜

精索

A

Cooper 韧带

髂耻束

腹横筋膜

B

股动脉

股静脉

腹股沟韧带

隐静脉裂孔

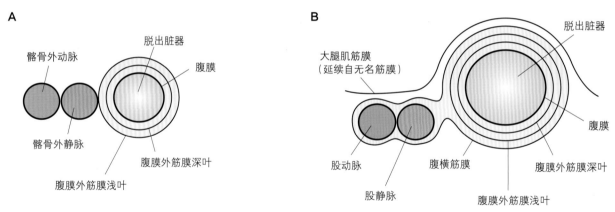

A

髂骨外动脉　脱出脏器　腹膜

髂骨外静脉

腹膜外筋膜深叶

腹膜外筋膜浅叶

B

大腿肌筋膜
（延续自无名筋膜）

脱出脏器

腹膜

腹膜外筋膜深叶

股动脉

腹横筋膜

股静脉

腹膜外筋膜浅叶

图 84　股疝的筋膜结构

股疝囊于腹股沟韧带头尾的筋膜结构如图 A、B 所示。

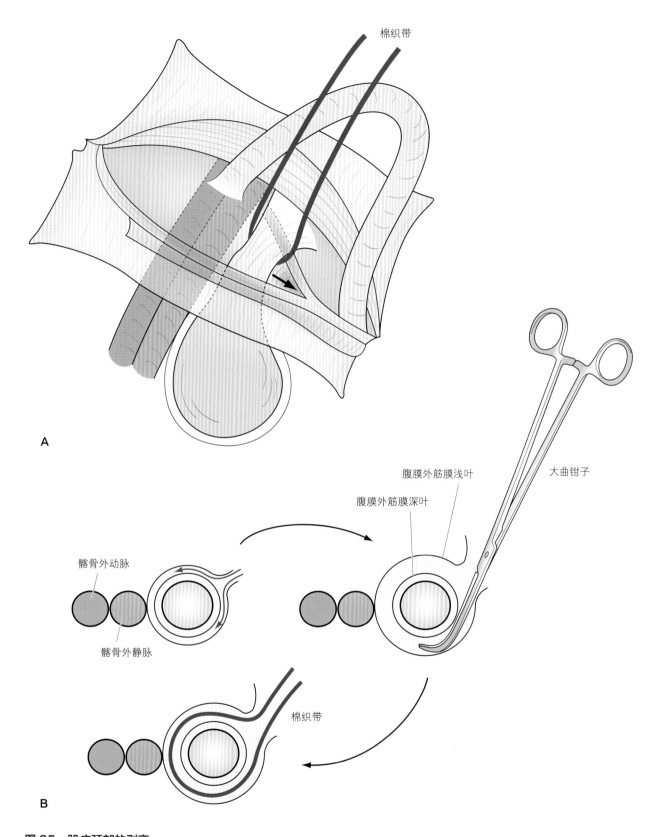

棉织带

腹膜外筋膜浅叶

腹膜外筋膜深叶

大曲钳子

髂骨外动脉

髂骨外静脉

棉织带

A

B

图 85　股疝颈部的剥离

A：肠管嵌入股环的情况，用深弧 kelly 钳剥离髂耻束和 Cooper 韧带形成角度的部分的内侧的腹横筋膜，用手术电刀切开后让股环变成一个三角形（箭头）。

B：在股疝的颈部切开腹膜下筋膜浅叶，进入深、浅叶之间的空隙，使得剥离变得更容易。沿着腹膜外筋膜浅叶从内侧、背侧往外侧、背侧剥离，然后从腹侧朝着外侧用同样的手法剥离，这样一来就能轻柔地插入大曲钳子让棉织带更好地穿入。

5 解除股疝的嵌顿

1）确保股疝颈部解除

确保股疝气颈部解除，需要理解其筋膜结构（**图84**）。在这一部分切开腹膜外筋膜浅叶，进入深、浅叶之间的空隙使得剥离变得更容易。沿着腹膜外筋膜浅叶从内侧、背侧往外侧、背侧剥离，然后从腹侧朝着外侧用同样的手法剥离。这样一来就能轻柔地插入大曲钳子让棉织带更好地穿入（**图85B**）。用Péan钳抓住穿入的棉织带牵引之，从隐静脉裂孔压迫疝囊，把疝囊从股环拉出到腹腔侧。本操作遇到困难的情况下变更为以下方法。

2）在隐静脉裂孔开放疝囊

在隐静脉裂孔开放疝囊这一操作，只要理解了该部位的筋膜结构就不难（**图84B**）。换句话说，该部位只需要切离大腿肌筋膜，腹横筋膜，腹膜外筋膜浅叶、深叶4叶就能看到疝囊。切开疝囊确认内容物。这样一来嵌顿带来的压力就解除了，接着从腹股沟部侧用Péan钳把疝囊内侧抓住并往头侧拉扯，疝内容物和疝囊一同拉出到腹腔侧。本操作绝对不能在疝囊外侧进行。

6 确认疝内容物和处理腹膜

疑似肠管绞窄导致肠管坏死时也不要立即选择切除。在嵌顿肠管的血流状况良好的旁边的肠系膜上穿入记号线，将其拉到腹腔外。把肠管挪回到腹腔内等待10～15min的话，肠管的色调常会得到预想之外的改善。不过，笔者遇到过术后2周出现迟发性肠管穿孔的病例。即使是肠管坏死的情况，只做腹股沟部的肠管切除手术也是可能的。

7 疝囊的闭锁

疝囊通常使用3-0 monofilament慢速吸收缝合线做贯穿结扎或荷包口缝合进行闭锁。

8 股环和腹股沟管后壁的加固

股疝手术术式的基本概念是用补片覆盖包含股环的腹股沟、大腿部。因此，腹股沟疝使用是的大小为7.6cm×15cm的轻型网片（light weight mesh）。折叠补片时要over-lap耻骨结节1.5cm左右，还要确认补片是否盖过了膀胱上窝疝门部，使用3-0 monofilament不可吸收缝合线缝合Cooper韧带处的补片（**图86**）。然后，折叠补片并将其缝合在腹股沟韧带（shelving portion）。折叠的补片遵循Lichtenstein法对腹股沟管后壁进行加固（**图86C**）。

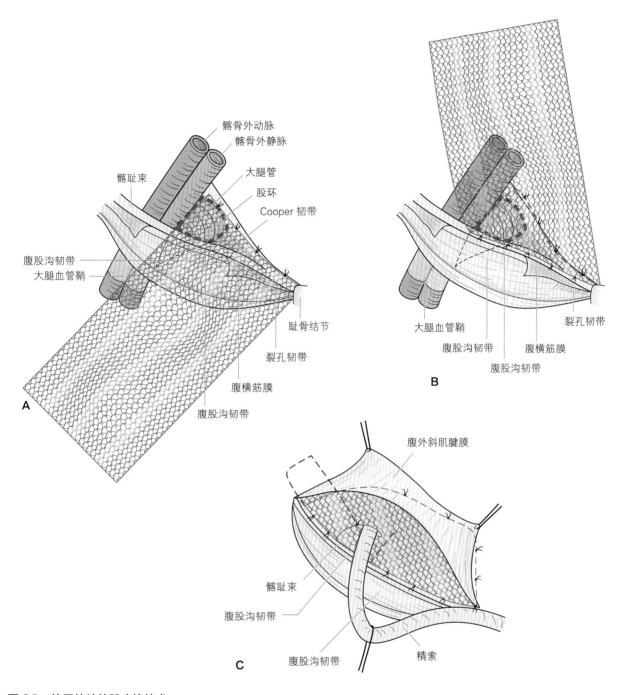

图中标注：

髂骨外动脉
髂骨外静脉
髂耻束
大腿管
股环
Cooper 韧带
腹股沟韧带
大腿血管鞘
耻骨结节
裂孔韧带
腹横筋膜
腹股沟韧带

A

大腿血管鞘
腹股沟韧带
裂孔韧带
腹横筋膜
腹股沟韧带

B

腹外斜肌腱膜
髂耻束
腹股沟韧带
腹股沟韧带
精索

C

图 86　使用补片的股疝修补术

使用 7.6cm×15cm 的轻型网片（light weight mesh）。折叠补片时要 over-lap 耻骨结节 1.5cm 左右，还要确认补片是否盖过了膀胱上窝疝门部，缝合 Cooper 韧带处的补片（**A**）。然后折叠补片，在腹股沟韧带（shelving portion）处缝合补片（**B**）。折叠的补片遵循 Lichtenstein 法对腹股沟管后壁进行加固（**C**）。

肠管坏死导致手术变为不洁手术的情况下，使用 Ruggi 法闭锁股环。换句话说，使用 1-0 monofilament 不可吸收缝合线从内侧的耻骨结节部单结扎缝合 Cooper 韧带和髂耻束或者腹股沟韧带（shelving portion），进行股环的缝缩手术（**图 87A**）。所有的针线按照 Cooper 韧带—髂耻束—腹股沟韧带（shelving portion）的顺序穿入，然后用 Péan 钳抓住不

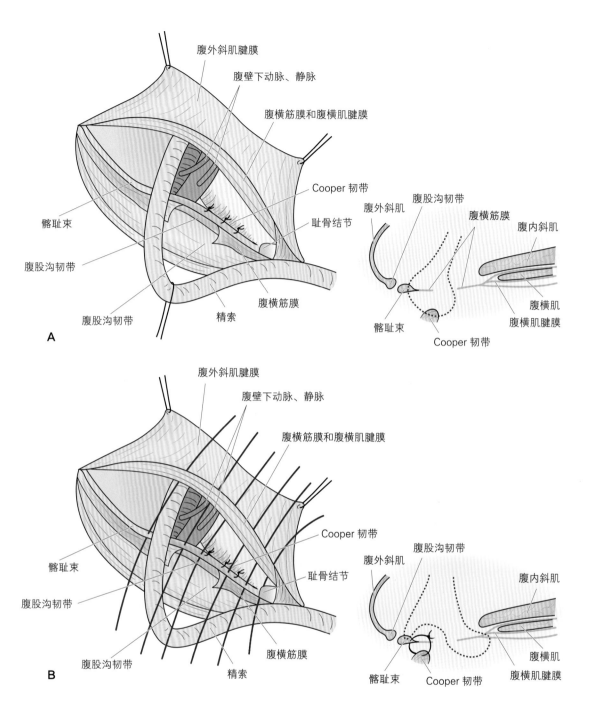

图 87　Ruggi 法

肠管坏死导致手术变为不洁手术时，使用 Ruggi 法闭锁股环。换句话说，使用 1–0 不可吸收缝合线从内侧的耻骨结节部单结扎缝合 Cooper 韧带和髂耻束或者腹股沟韧带（shelving portion），进行股环的缝缩手术（**A**）。之后，使用 anterior iliopubic tract 法加固腹股沟管后壁（**B**）。

做结扎。最外侧的线做完假结扎后也要确认髂骨外静脉有无出现狭窄、闭塞。然后一起结扎。有报道称过度的股环缝缩术会导致髂骨外静脉闭塞，必须要多加注意。Ruggi 法后使用 anterior iliopubic tract 法加固腹股沟管后壁（**图 87**）。

腹壁下动脉发出的分支和闭孔动脉之间形成副血行路，被称为异常闭孔动脉。这是因为髂骨外血管系和髂骨内血管系之间形成了环状的通道，名为死冠（corona mortis），股疝修补术中缝合 Cooper 韧带的补片时必须要多加注意。这根脉管本来指的是动脉，但很多情况下为静脉，静脉也会被称为死冠（图 88）。

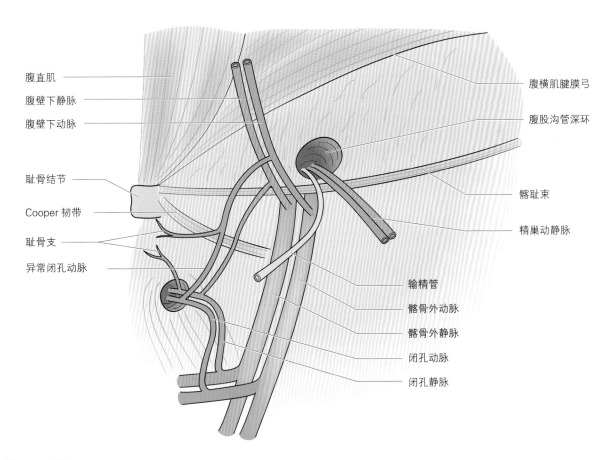

腹直肌

腹壁下静脉

腹壁下动脉

耻骨结节

Cooper 韧带

耻骨支

异常闭孔动脉

腹横肌腱膜弓

腹股沟管深环

髂耻束

精巢动静脉

输精管

髂骨外动脉

髂骨外静脉

闭孔动脉

闭孔静脉

图 88　死冠

腹壁下动脉发出的分支和闭孔动脉之间形成副血行路（pubic branch），被称为异常闭孔动脉。这是因为髂骨外血管系的腹壁下动脉和髂骨内血管系的闭孔动脉之间形成了环状通行的动脉，名为死冠（corona mortis）。股疝修补术中缝合 Cooper 韧带的补片时必须要多加注意。死冠在动脉系中出现概率较低，在静脉系中出现概率较高。然后，静脉系中多在髂骨外静脉和闭孔静脉之间出现死冠，相比起动脉系，静脉系的死冠在手术中要更加小心。

15 手术后

有论文称创口在湿润环境下更容易愈合。而 Hydrocolloid 材料的性质就非常契合该理论。不过，从不压迫创口周围的原则来看，这种会压迫创口的产品（Hydrocolloid 材料有凸起）是存在一定问题的。取下护创材料的时候创口周围不能出现压痕（**图 89**）。材料的性质导致材料的优点被浪费的现状必须要改善。

> Hydrocolloid 材料的闭锁性（dressing）会给创口带来湿润的环境，对组织再生有着保护、促进作用，这是有依据的。但是，这类产品和纱布相比效果更好的证据仍然非常稀缺。本来秉持着保护创口的概念引入的保护材料反而对创口产生了不好的影响，这种事情应当要避免。

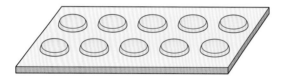

图 89　有问题的护创材料
有论文称创口在湿润环境下更容易愈合。而 Hydrocolloid 材料的性质就非常契合该理论。不过，从不压迫创口周围的原则来看，这种会压迫创口的产品是存在一定问题的。取下护创材料的时候创口周围不能出现压痕。

术后当天或者术后第 2 天出现剧痛，很可能是缝合线引起了神经绞窄，需要立刻处理（重新手术）。为了防止出现这样的情况，外科医生必须牢牢掌握存在于腹股沟部的 3 处神经的详细知识和处理方法。腹股沟部的神经有髂腹股沟神经、髂腹下神经、生殖股神经生殖支。这些神经从哪里发出、有多少根、如何走行是预防术后疼痛所要掌握的最基础的知识。用肉眼透过提睾肌筋膜或者肌间筋膜（interparietal fascia）分辨这些神经是必须要掌握的技能（**图 36**）。

越来越多的机构实施当天出院的腹股沟疝手术。当天出院的手术就是，以前需要住院一段时间的手术，患者只需要在手术当天来到医院，在局部麻醉下进行手术，然后当天就可以出院。

以前外科医院常会让患者每天来医院给创口消毒。但是，不每天消毒创口就会化脓这种思想在这 20 多年间终于被外科学所破除。20 世纪 50 年代已经出现了描述创口消毒没有必要的论文，经过 50 年以上的发展后，术后不消毒创口的思想已经被传播得很广。

当天出院的手术用的局部麻醉和住院一晚的腰椎麻醉相比较，两种都经历过的患者表示，绝对是后面一种麻醉方式疼痛感要轻，更喜欢后面一种麻醉方式。虽然这只是笔者的少数患者的意见。

16 术后门诊

术后患者只需要 1 个月来看一次门诊。创口下方的皮下积液会导致液体潴留在皮下，这是在手术后数周内出现的并发症之一。这需要做穿刺治疗或者把创口切开进行治疗。对于皮下积液，要提前向患者告知其发生的可能性，这能提高患者对外科医生的信任度，减轻患者对疾病的担忧。一般来说，皮下积液会在 1 个月内得到改善，这也需要告知患者。

1 术后 1 个月的复诊

对于患者反映创口很疼的情况，用"接受了手术，创口当然是会痛的，先观察一下吧"的说法来回答，在当下已经不合适了。在已经出现了前皮神经卡压综合征（anterior cutaneous nerve entrapment syndrome）概念的当下，只用手术切开了身体来解释患者的术后疼痛已经不再合适。

> ●前皮神经卡压综合征（anterior cutaneous nerve entrapment syndrome）
> 　　前皮神经卡压综合征的定义是沿腹直肌筋膜的外侧边界的第 7~12 根肋间神经的前皮支的绞窄所引起的腹壁的慢性神经障碍性疼痛综合征，会引起关联皮肤结的剧痛和压痛。除了外伤以外，妊娠、分娩或者腹部手术都可能会引起这种症状。也就是说，包含腹股沟疝手术在内，外科医生都不能只说"这是手术所造成的疼痛，这是没办法的事情"，应当对患者的疼痛采取相应的措施。在这之前，不光是疝气手术，医生自己日常进行的腹部手术的切开方法是否正确、闭合创口的方法是否正确等外科相关知识也应当认真学习。

前皮神经卡压综合征可以通过在前皮神经注射局部麻醉药来诊断和治疗。注射麻醉药后症状仍未好转时，需要做外科检查和神经切除术。当然，髂腹股沟神经障碍和髂腹下神经障碍可以根据髂前上棘2横指部分的超声引导下的局部麻醉注射来进行诊断。

　　外科医生需要掌握外科学总论的所有知识，不光是疝气手术一个领域。即使是无意识的日常处理、手技，也可能在最新的总论中被废除。将这些知识铭记于心，能够改善就立刻改善才是优秀的外科医生。

2　术后3个月的复诊

　　患者反映"术后'伤口'下的部分一直很痛，影响到了正常工作"的情况，需要考虑是否是疝气手术后的并发症。

　　术后数月后创部特别是尾侧的疼痛剧烈，疼痛影响到了正常工作，这被称为腹股沟疝手术后的"慢性疼痛"。术后慢性疼痛的定义是，术后3个月仍存在的疼痛。在不使用补片的修补术（pure tissue repair）的时代，主诉多为紧绷感，现在使用补片进行修复后的重大并发症就是这种慢性疼痛。能使用止痛药止痛的患者很少，基本都需要重新进行手术。

　　有论文提出，想要预防术后慢性疼痛就需要在手术时切除全部神经。但是，术后慢性疼痛的发病率并不高（我一次也没有遇到过），所以在切除本来并没有切除必要的神经之前，先重新思考一下自己的手术手技比较重要。人身体的每一个组织都是有其职能和作用的。

再次手术时，必须切除仍存在的 3 处神经（triple neurectomy），牢固地结扎神经。不过现在并不推荐结扎。尽可能锐性切离神经，然后把神经断端埋入肌肉内，防止神经断端肿胀的形成，这样还能避免结扎引起的疼痛。

实际的手技为，找出神经，尽可能将其牵引到内侧，尽可能在神经外侧用手术刀做锐性切离。这样一来，神经就会一下子进入肌肉中。

这种神经切离技巧，作为在世界上数年前受好评的技巧已经变成了不合适的技巧，这在疝气外科学中非常常见。因此，外科医生时刻学习新知识非常重要，必须时刻关注疝气手术领域的信息。从这点看，通读世界上疝气最新知识的杂志 Hernia 就显得无比重要。美国疝气学会或欧洲疝气学会的会员身份对疝气外科医生来说是不可或缺的。另外，还有一本书也非常推荐阅读，圣莫里茨的《苏维塔之家会议》（*Suvretta house meeting*）系列图书已经出版了数册。世界上一百多位疝气专家聚在一起（很遗憾没有东南亚的专家）相互交流，他们的讨论结果被收录进了书里出版，阅读这一系列图书可以了解临床专家们的真实想法。

手术手技带来的并发症包括复发。不过，3 个月以内的复发不算是复发而会被当作是技术失误（technical error）。术后 3 个月内属于创伤愈合过程，这之后复发才算是真正的复发。

关于"患者要来医院复查到什么时候"这个问题，最好还是长期观察。也就是长期预后（成绩）。日本有没有像 Shouldice 医院那样的长期追踪预后过程的器械，我带着自责记录下了这个问题。已经结束手术的患者还会再来医院吗？又或者说，有没有人对患者说"请几个月后或几年后再来医院复查"？腹股沟疝手术后的长期观察是一家医院在世界范围内评级的重要评估标准。

第 2 章
女性腹股沟疝手术

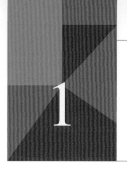

1 女性腹股沟疝的现状

对于专攻疝气的医生来说，女性腹股沟疝的腹股沟解剖、手术手技有很多需要学习的难点。但是，眼前的患者毕竟是真实存在的，所以这是一个无法避开的问题。本章记录了女性腹股沟疝手术相关知识。不对这个难题追根究底的话就只能选择简单地进行手术来草草结束，虽然这是现实情况，但现在不如一起试试跨越这个复杂的难题吧。

成年女性的腹股沟疝和男性相比发生率较低。论文也只有少量，有记载的专业书籍更是几乎没有。手术手技也没有成名的手术术式。2016 年的国际指南中关于女性腹股沟疝手术的记载也严重不足。女性腹股沟疝手术没有被记载的理由是，手术观察不充分、不正确，以及对女性腹股沟疝的主观理解、解剖学知识的缺乏。

女性的子宫圆韧带和腹股沟管深环相比男性的精索和腹股沟管深环要更小。女性的腹内斜肌和腹横肌在腹直肌鞘上的附着要比男性更靠外，腹直肌要更宽。因此 Hesselbach 三角要更加狭窄，另外女性的腹横筋膜和腹横肌要比普通男性的肌肉弱一些。这些原因导致女性并不容易出现腹股沟内疝。

女性胎儿期子宫圆韧带连着腹膜凹陷处像手指一样延伸出来的 Nuck 管。通常，Nuck 管会在胚胎第 6 个月结束前消失。如果一直没有消失就很可能出现腹股沟外疝。腹股沟外疝囊会沿着子宫圆韧带走行，有些部分会覆盖子宫圆韧带。

Nuck 管如果有一处没有完全闭锁，子宫圆韧带就会出现囊状水肿。此外，腹股沟疝囊内可能还会发现子宫内膜异位症，在经期会引起特别硬的肿胀和疼痛，有时会和绞窄性腹股沟疝同时出现。

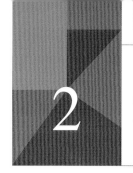

女性腹股沟疝的解剖

关于女性腹股沟部的筋膜结构、存在的肌肉、筋膜的解剖学，目前还没有统一的认识。因此，有必要在考察胚胎学的观点和男性筋膜结构后进行再构筑。

腹股沟部的筋膜结构

女性腹腔内存在的卵巢韧带（下生殖韧带）和子宫圆韧带的形成有关，子宫圆韧带只被一小部分腹横筋膜的延续筋膜（男性的精索内筋膜）覆盖（**图90、图91**），腹横筋膜的延续膜很薄，与子宫圆韧带合为一体。此外，也有人认为子宫圆韧带在胚胎学上不带着腹横筋膜的延续膜，子宫圆韧带并未到达耻丘。子宫圆韧带被女性的腹股沟外疝囊（腹膜）和外侧的腹横筋膜延伸出来的膜之间存在的腹膜外筋膜浅叶、深叶包裹的情况也是有的。关于脉管，日本解剖学会出版的《解剖学用语（第13版）》（医学书院，2007）上虽然有子宫圆韧带的记载，但是并没有关于静脉的记载。从这些资料上看，可以说女性腹股沟部解剖尚未有统一的认识。这些脉管和生殖股神经生殖支，在腹股沟管深环部贯穿腹横筋膜的延伸膜进入肌间筋膜（interparietal fascia）浅叶背侧。也就是说，在腹横筋膜的延伸膜和肌间筋膜（interparietal fascia）之间。

女性腹股沟外疝气的筋膜结构类型多样，理解最复杂的筋膜结构就能应对所有的类型。

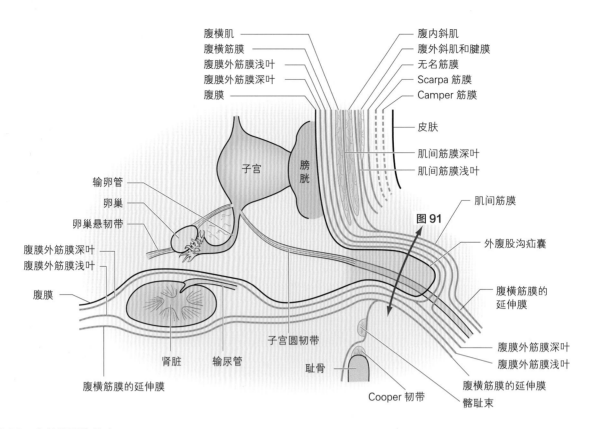

图 90　女性腹股沟外疝

从腹腔内进入腹股沟部的子宫圆韧带位于腹横筋膜的延伸膜和腹膜外筋膜浅层之间。肌间筋膜（interparietal fascia）浅叶和深叶的融合形成的筋膜在腹股沟管部具有全周性。

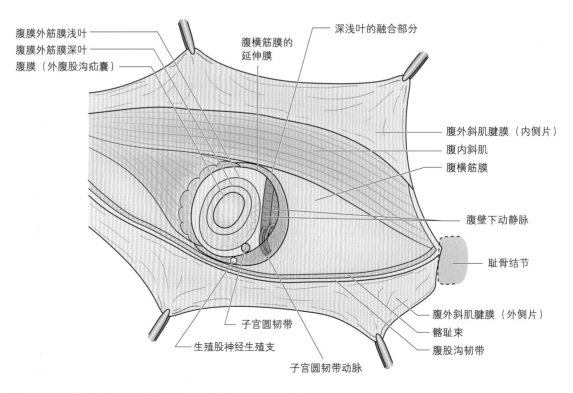

图 91　女性右腹股沟疝（腹股沟管内环的子宫圆韧带的冠状面）

子宫圆韧带存在于腹横筋膜的延伸膜内。子宫圆韧带动脉和生殖股神经生殖支走行于肌间筋膜（interparietal fascia）和腹横筋膜的延伸膜之间。

3 女性腹股沟疝手术

本节所列手术实例为腹股沟部出现巨大鼓起的女性腹股沟疝。患者的症状为右侧腹股沟部出现鼓起，以及带有略微的不适感。疝气大小为左右 7cm、头尾 7cm，可以触到比较大的肿瘤状物。患者 BMI 为 35（**图 92**）。

> 腹股沟疝的大小常常由脱出的脏器大小的决定。除此之外的外疝，特别是腹壁疝，常常会显示出 CT 等检查中的"门"的大小。另外，腹壁瘢痕疝左右方向的长度（宽度）决定了手术的难易度。也就是说，如果疝气很大的话，想要靠近创缘就会非常困难。

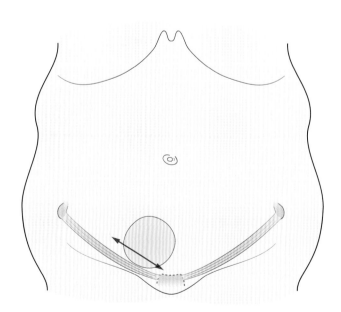

图 92　大块腹股沟疝的皮肤切开
腹股沟疝较大时，相比起注重外观恢复的切开方法还是更推荐操作简单的皮肤切开。切开时切割方向要和腹股沟底部（和腹股沟韧带）平行。

1 ┃ 皮肤切开前的标记和皮肤切开

在右髂前上棘和右耻骨结节做标记。在两点之间拉一条线，线的中点就是腹股沟管深环。沿着 Langer 切割线切开皮肤即可，不过像这例患者这种疝气膨胀较厉害的情况或是嵌顿病例，切割方向要平行于腹股沟韧带，以及助手要用筋钩充分暴露腹股沟管深环和耻骨结节（**图 93**）。用手术电刀切离真皮和脂肪。用手术刀保留少量真皮，防止皮下出血，这之后再继续使用手术电刀基本不会引起出血。

2 ┃ 切离皮下组织

本病例的腹股沟管浅环扩大，皮下筋膜结构发生变化，要一边提醒自己这一点，一边进行操作。

3 ┃ 到达腹外斜肌腱膜

本病例的巨大鼓起位于皮肤切开创口的背侧，所以肿瘤已经从腹股沟管浅环脱出，不再覆盖腹外斜肌腱膜。因此，想要到达腹外斜肌腱膜，就必须把手术视野移至外侧。为此要让助手用扁平钩在外侧展开术野。

尽可能在外侧沿着腹股沟底部大块切开 Scarpa 筋膜，这样一来，腹外斜肌腱膜和其表面上覆盖的薄的透明的无名筋膜就会出现在眼前（**图 93**）。内侧这边，可以发现疝气的鼓起，以及浅腹股沟环扩大。

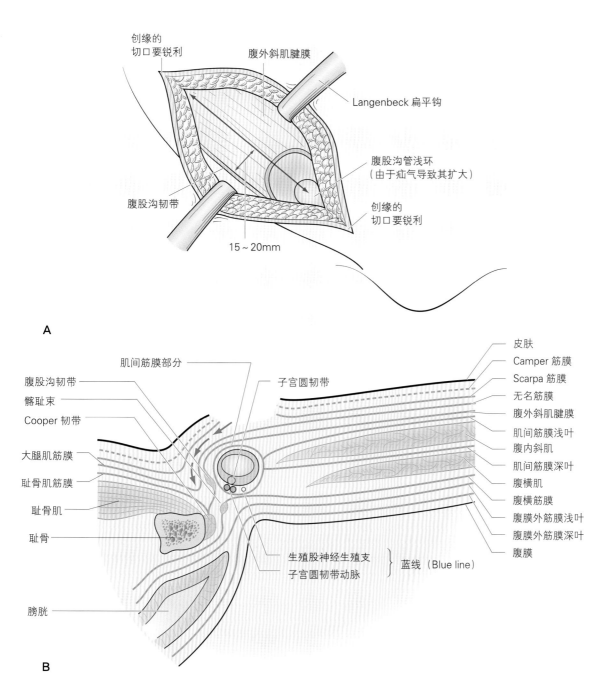

A

B

图 93　确认腹股沟韧带和切开腹外斜肌腱膜

为了确认腹外斜肌腱膜的切开部位，要把带着无名筋膜的腹外斜肌腱膜表面充分剥离到尾侧，一定要确定腹股沟韧带的折叠部分。折叠部分起 15 ~ 20mm 的位置作为预切线。尽量不要把无名筋膜从腹外斜肌腱膜上剥离。

4 切开腹外斜肌腱膜

确定腹股沟韧带。腹外斜肌腱膜折叠处起 15～20mm 处用 Spitz 手术刀切开数毫米，用 Péan 钳抓住两端。无名筋膜和腹外斜肌腱膜一起切开并抓住。这里注意不要连着肌间筋膜（interparietal fascia）浅叶一起抓起（**图 94**）。沿着腹外斜肌腱膜背侧用剪刀充分彻底地从肌间筋膜（interparietal fascia）浅叶上剥离。剪刀插入腹外斜肌腱膜背侧，剥离其背侧的粘连物时，要抓住剪刀的弯曲侧，枢轴（pivot）部分的面必须和腹外斜肌腱膜的背侧面平行（**图 94**）。如果不这样做的话，腹外斜肌腱膜背侧上的肌间筋膜（interparietal fascia）浅叶包住的髂耻神经可能会受到损伤。内侧在腹股沟管浅环，用剪刀在疝气隆起的腹侧的无名筋膜的延续筋膜（男性为精索外筋膜）的背侧上一直剥离到能看见的位置为止（**图 95**）。外侧，切开内侧的腹外斜肌腱膜和无名筋膜，头侧、尾侧分别用 3 把 Péan 钳抓住（**图 95C**）。

女性的腹股沟底部较窄，所以贯穿髂腹股沟神经的腹外斜肌腱膜的分支会从腹股沟管浅环附近偏尾侧处伸出，切开腹外斜肌腱膜的尾侧、内侧时要非常小心。

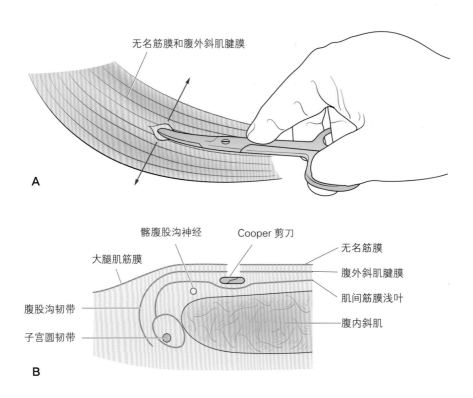

图 94 腹外斜肌腱膜背侧的剥离

腹外斜肌腱膜的背侧附着被肌间筋膜（interparietal fascia）浅叶覆盖的髂骨腹股沟神经，剥离时必须要特别慎重。为了能让剥离方向和腹外斜肌腱膜平行，手掌要和 Cooper 剪刀的弯曲部分保持非平行状态。也就是说，Cooper 剪刀需要旋转（参考图 29）。

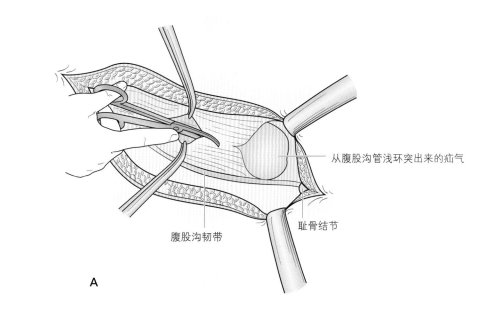

从腹股沟管浅环突出来的疝气

腹股沟韧带

耻骨结节

A

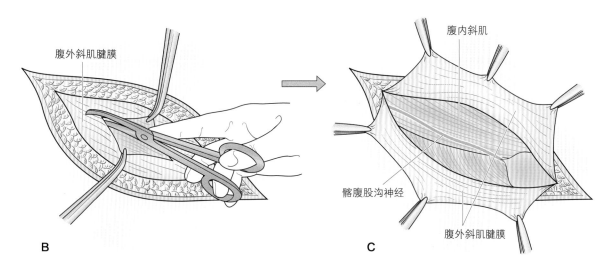

腹外斜肌腱膜

B

腹内斜肌

髂腹股沟神经

腹外斜肌腱膜

C

图 95 剥离和切开腹外斜肌腱膜

在本病例中，腹股沟管浅环由于疝气的缘故处于扩大的状态，切开腹外斜肌腱膜的时候注意不要切入疝囊。为此，术野要比疝气鼓起处更加靠外。注意走行于腹外斜肌腱膜背侧的髂腹股沟神经。此外，头侧、内侧方位可以观察到位于腹内斜肌腹侧的髂腹下神经。在尾侧、内侧充分看清疝气的鼓起边界，开放腹股沟管浅环。分别用 3 把 Péan 钳抓住腹外斜肌腱膜的外侧片、内侧片。

5 确保髂腹股沟神经

　　髂腹股沟神经从外侧走行在腹横肌和腹内斜肌之间，贯穿腹内斜肌从腹股沟管伸出。被透明的肌间筋膜（interparietal fascia）浅叶覆盖。难以找寻的时候可以先寻找此处走行的小血管，就能在小血管上发现其存在。确保 vessel loop，用蚊式 Péan 钳提前抓住。蚊式 Péan 钳的重量非常适合用于抓取脆弱的神经（**图96**）。

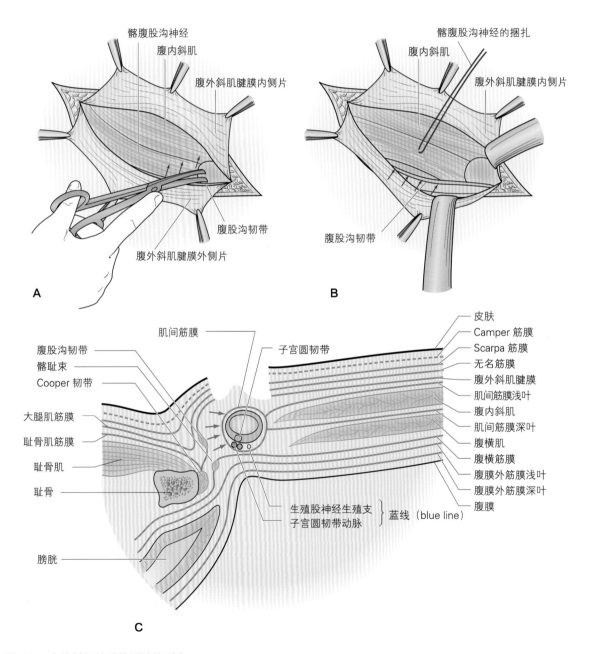

图96　腹外斜肌腱膜外侧片的剥离

沿着腹外斜肌腱膜外侧片内侧，显露出腹股沟韧带（shelving portion），沿着腹股沟韧带（shelving portion）朝着耻骨结节剥离疝气尾侧（**A**）。用手指确认耻骨。助手用 Langenbeck 扁平钩在右耻骨结节部展开术野（**B**）。在这里的术野中，腹股沟管内容物被肌间筋膜（interparietal fascia）包裹，无法看到子宫圆韧带。在此处提前捆扎好髂腹股沟神经（**B**）。

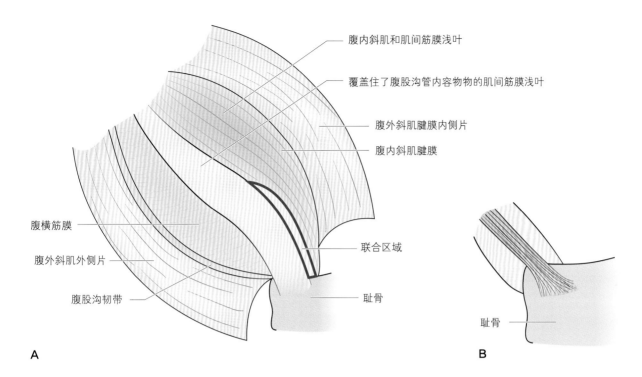

图中标注：
- 腹内斜肌和肌间筋膜浅叶
- 覆盖住了腹股沟管内容物的肌间筋膜浅叶
- 腹外斜肌腱膜内侧片
- 腹内斜肌腱膜
- 腹横筋膜
- 腹外斜肌外侧片
- 腹股沟韧带
- 联合区域
- 耻骨
- 耻骨

A

B

图 97　联合区域（conjoined area）

A：腹股沟管内容物的内侧剥离部分，以前有部分会使用 falx inguinalis 或 conjoined tendon 这样的专用语，不过现在用 conjoined area 表达即可。

B：从 conjoined area 可以看到成束的子宫圆韧带。

6 腹股沟管内容物的剥离

1）腹股沟管内容物外侧的剥离

在腹外斜肌腱膜外侧片的内面，一边确认走行的白色的纤维，一边剥离、暴露这一层。换句话说，就是把附着在腹外斜肌腱膜上的肌间筋膜（interparietal fascia）浅叶全部剥离到背侧。一边确认腹外斜肌腱膜一边进行剥离操作，腹外斜肌腱膜内侧片的剥离也是如此。露出腹股沟韧带（shelving portion）（**图 96B**）。沿着腹股沟韧带（shelving portion）向耻骨结节方向剥离腹股沟管内容物。助手用 Langenbeck 扁平钩在右耻骨结节部展开术野。这片术野通常无法看到子宫圆韧带。不过，可以看到耻骨腹侧表面的作为被肌间筋膜（interparietal fascia）和腹横筋膜的延伸膜覆盖的结缔组织的单丝束的子宫圆韧带。

2）腹股沟管内容物内侧的剥离

腹股沟管内容物的内侧边界部分的肌间筋膜（interparietal fascia）浅叶，腹内斜肌、腱膜，肌间筋膜（interparietal fascia）深叶、腹直肌鞘前层相互之间靠得非常近，而且每个人的情况都有很大差异。不过，腹内斜肌、腱膜和腹股沟管内容物之间有着和这两个部位明显不同色调（与红色的肌肉不同，这部分是白色的）的细的缝隙，这条缝隙盖着肌间筋膜（interparietal fascia）浅叶，并且凹向背侧（**图 97**）。这部分的名称为 Skandalakis 的联合区域（conjoined area）。

为了能挤入这条缝隙，需要切离一块肌间筋膜（interparietal fascia）浅叶，在背侧剥离肌间筋膜（interparietal fascia）浅叶，并用扁平钩钩住，尾侧这边，可以看到已经剥离好的耻骨腹侧面。相比之下，头侧再切离一块肌间筋膜（interparietal fascia）浅叶的话就能到达耻骨腹侧面。不过，并不是所有的病例的筋膜结构都和前面举例的病例相同，作为被薄筋膜覆盖的结缔组织的单丝束的子宫圆韧带突然出现在视线中的情况也是有的（**图97B**）。此时，子宫圆韧带这边就可以在不损伤子宫圆韧带动脉和生殖股神经生殖支的情况下插入 Nélaton 引流管，子宫圆韧带的抓取也成为可能。

7 腹股沟疝的鉴别

对腹股沟底部进行视诊、触诊，确认是否存在腹股沟内疝。这里需要对从耻骨结节附近起往腹股沟管深环方向的腹股沟底部区域，以及耻骨结节头侧区域进行触诊。实际上，出现率不高的腹股沟内疝，可以从腹横筋膜剥离肌间筋膜（interparientl fascia），在疝囊外侧如果能看到腹壁下动静脉的话就能进一步确定诊断结果。

8 从腹股沟管内容物剥离腹股沟外疝囊

让抓住腹股沟管内容物的 Nélaton 引流管保持松弛的状态，进行以下操作。

要和助手相互配合，首先用浅弧 Kelly 钳剥离腹股沟管内容物的腹侧面的肌间筋膜（interparietal fascia）浅叶，再用手术电刀切开（**图98**）。抓住各路筋膜组织，将其朝着尾侧、内侧方向拉，在子宫圆韧带的前面形成一个面（**图98**），这张平滑的面会朝向腹股沟管深环（**图99**）。这样一来，术者便能用浅弧 Kelly 钳一块一块地处理筋膜。接着如果存在腹横筋膜的延伸膜、腹膜外筋膜浅叶、腹膜外筋膜深叶的话，同样地用浅弧 Kelly 钳挑起，再用手术电刀切离。

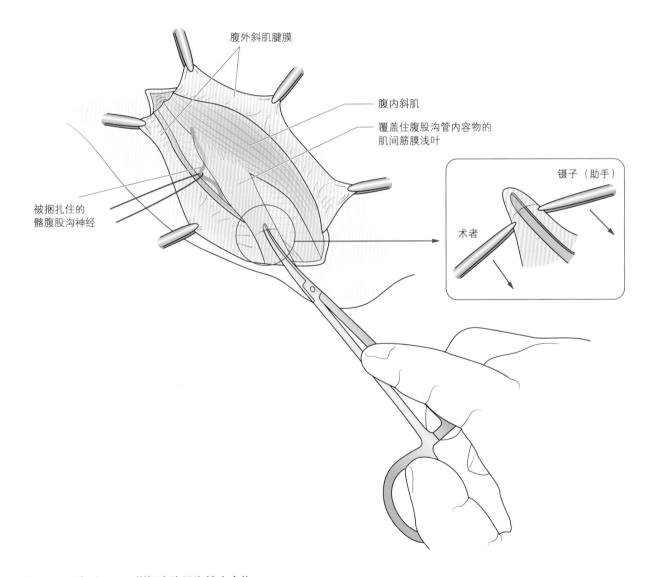

图98 用浅弧 Kelly 钳切离腹股沟管内容物

使用浅弧 Kelly 钳从腹股沟管内容物上一块一块地挑起上面的筋膜，用手术电刀切开。和男性患者不同，不需要捆扎牵引剥离部分，因此术者要和助手一起制作面，这里需要用无钩镊子抓住一块筋膜，将其朝着尾侧、内侧方向牵引。绝对不要往腹侧上提。

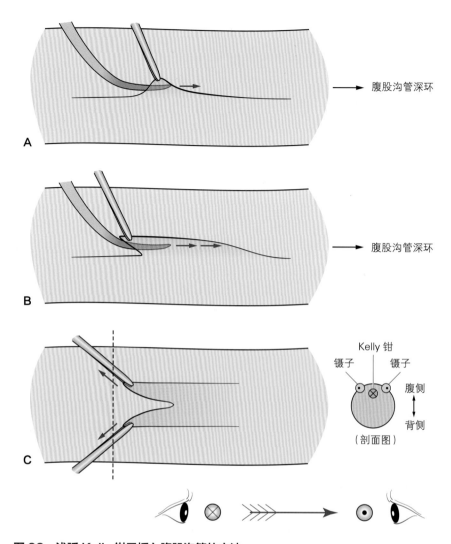

图 99　浅弧 Kelly 钳子插入腹股沟管的方法

浅弧 Kelly 钳一般用于比较浅的平面上的剥离操作，从浅弧 Kelly 钳的弯曲部的内侧抓取的话，面的剥离会更容易。此处的重点是，术者左手和助手镊子的拉扯方向。绝对不能往腹侧上提，要沿着和子宫圆韧带筋膜相同的方向，朝着尾侧、内侧牵引。

A：错误的插入方法。

B：正确的插入方法。

C：Kelly 钳插入时，术者、助手镊子的牵引方向（从腹侧观察 B 的时候）。右边是虚线部位的剖面图。右下是用弓矢表现的方向。

用 Péan 钳只抓住疝囊，沿着疝囊进行剥离，不过不管是什么样的组织都不要带到疝囊上，彻底剥离疝囊，注意不要伤到神经，要沿着纵轴方向剥离。抓着疝囊的 Péan 钳，上提到腹侧，朝着腹股沟管深环剥离腹股沟底部，疝囊在腹股沟底部完成剥离时会比较容易。在腹股沟管深环内侧部确定腹壁下脉管，确认疝囊位于其外侧（**图 100**）。充分剥离疝囊后，将其开放，确认其和腹腔相连。此时还要对股环进行触诊，确认股环的状态。女性患者中，滑动疝（sliding hernia）的情况比较多，需要注意。如果是滑动疝，最好是在疝囊的腹侧进行疝囊的切开、开放。

疝囊一直延伸到末梢时，需要对疝囊做全周性切开（**图 53**）。用两把 Péan 钳抓住疝囊的一部分，在中间切开疝囊，确认疝囊内部。继续重复 Péan 钳的抓取和切开操作。完成全周性切开后，重新用一把 Péan 钳抓住近端侧的疝囊，朝着腹股沟管深环方向进行剥离。充分剥离疝囊后，重新用数把 Péan 钳抓住疝囊，用外科探针确认疝囊正在通过腹腔。把食指插入疝囊，触知股环，检查股环的宽度是否可能出现股疝。如果诊断结果显示闭锁股环会更佳，那就把手术变更为股疝修复术。

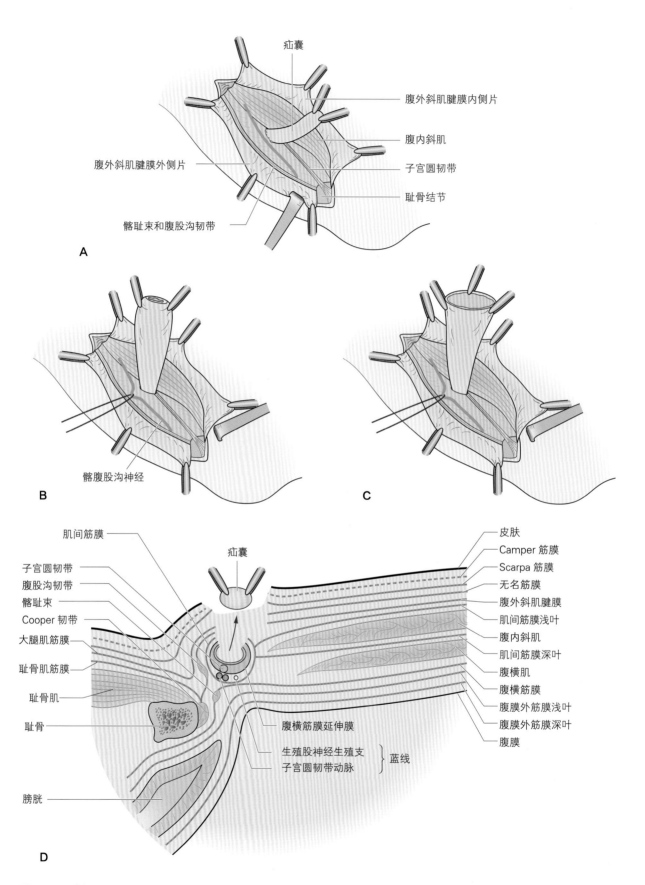

图 100 剥离外腹股沟疝囊

先从肌间筋膜（interparietal fascia）浅叶的切离开始本操作。一块一块地剥离腹横筋膜延伸膜、腹膜外筋膜浅叶、腹膜外筋膜深叶，再用手术电刀切开。到达疝囊后，沿着疝囊进行剥离，到达腹股沟管深环（**B**）。开放疝囊，确认股环的扩大程度（**C**）。

9 处理腹股沟外疝囊

用 3-0 monofilament 缓慢吸收缝合线双重贯穿结扎疝囊的中枢侧（**图 101**）。疝囊较大的场合选择荷包缝合，然后结束疝囊中枢方向的剥离。对于滑动疝，选择 Ponka 法或者 Zimmermann 法进行处理（**图 63**、**图 64**）。

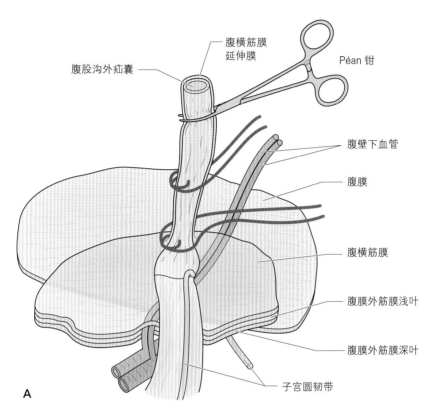

腹横筋膜延伸膜
腹股沟外疝囊
Péan 钳
腹壁下血管
腹膜
腹横筋膜
腹膜外筋膜浅叶
腹膜外筋膜深叶
子宫圆韧带

A

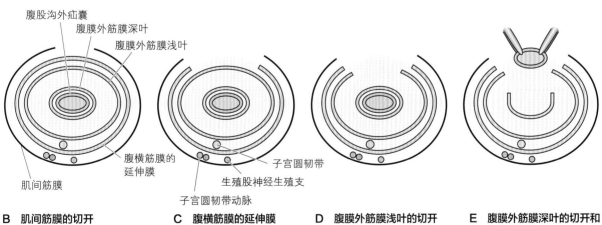

腹股沟外疝囊
腹膜外筋膜深叶
腹膜外筋膜浅叶

腹横筋膜的延伸膜
子宫圆韧带
生殖股神经生殖支
子宫圆韧带动脉
肌间筋膜

B 肌间筋膜的切开 　　**C** 腹横筋膜的延伸膜的切开 　　**D** 腹膜外筋膜浅叶的切开 　　**E** 腹膜外筋膜深叶的切开和疝囊的牵引

图 101　处理腹股沟外疝囊

A：尽可能在腹腔侧使用 3-0 monofilament 缓慢吸收缝合线贯穿结扎疝囊，然后在远端侧再次做贯穿结扎。疝门较大的情况下选择荷包缝合。

B ~ E：筋膜结构剖面图。

10 剥离补片敷贴区域

用 Lichtenstein 法加固腹股沟底部的腹外斜肌腱膜背侧的剥离范围和男性一样。

11 固定补片和再次确认出血情况

疝囊结扎切离后，含有子宫圆韧带的腹股沟管内容物物较多的情况下，基本上和 Lichtenstein 法一样对腹股沟底部进行加固。子宫圆韧带和腹股沟管内容物可以用处理男性精索的方法进行处理。含有子宫圆韧带的腹股沟管内容物物比较脆弱，不适宜剥离的情况下，或者是内疝的情况下，用 onlay 法把补片敷贴在腹股沟底部后结束（**图102**）。在这种情况下，子宫圆韧带和生殖股神经生殖支不要从耻骨前面剥离，尽量不要把缝合线穿在耻骨前面的子宫圆韧带和神经上，稍微远离上面的纤维再穿入 2 针固定线（**图102A**）。接着朝着腹股沟韧带（shelving portion）连续缝合固定补片边缘。内侧也一样，把补片固定缝合在腹直肌鞘前层（**图102B**）。在补片头侧用数针缝合（使补片不会偏移即可），结束补片的缝合固定（**图102B**）。

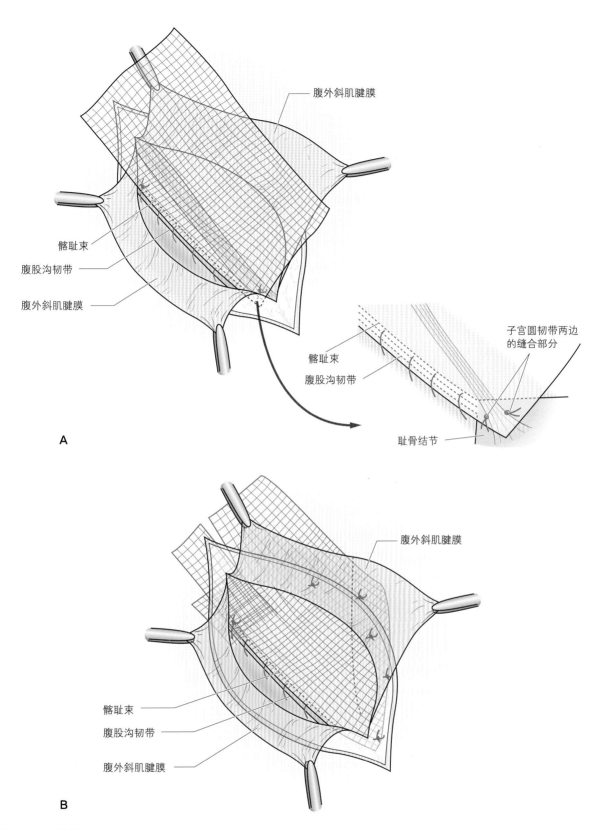

图 102　固定补片

耻骨腹侧面（A）：用 3-0 monofilament 缓慢吸收缝合线固定补片，补片内侧角盖过耻骨结节腹侧面 15～20mm。用 2 针缝合子宫圆韧带两端，但是缝合线不要穿入子宫圆韧带。然后，用连续缝合固定腹股沟韧带（shelving portion）。**内侧（B）**：一边确认耻骨结节上最初缝合的线，一边把补片往内侧方向固定。从耻骨结节朝着腹直肌鞘前层的头侧缝合 2 针非常重要。有时也会有和髂腹股沟神经相连的情况。切除补片内侧多余出来的三角形。另外，虽然是朝着头侧缝合固定，但这一部位有数根髂腹下神经并排走行，因此要确认好此处走行的神经，沿着左右方向运针。

关于腹壁疝修补术补片位置的定义目前并未统一。EHS 工作组提出的定义如下所示（图103）。另外，是否完全闭锁腹壁筋膜，这两种情况前者称作补片加固（mesh augmentation），后者称作补片桥接（mesh bridging）。

1. onlay mesh bridging

补片
筋层和腹直肌鞘前层
腹直肌鞘后层
腹膜

2. onlay mesh augmentation

3. inlay mesh

4. retromuscular mesh bridging
(medial hernias)

4'. retromuscular mesh bridging
(lateral hernias)

5. retromuscular mesh augmentation
(medial hernias)

5'. retromuscular mesh augmentation
(lateral hernias)

6. preperitoneal mesh bridging

7. preperitoneal mesh augmentation

8. intraperitoneal mesh bridging

9. intraperitoneal mesh augmentation

图103 腹壁疝补片位置的定义

腹壁疝修补补片位置的定义，放眼望去目前世界上还没有统一。EHS 工作组提出的定义如上图所示。另外，是否完全闭锁腹壁筋膜，这两种情况前者称作补片加固（mesh augmentation），后者称作补片桥接（mesh bridging）。

12 不适合从疝囊剥离腹股沟管周围组织，特别是有子宫圆韧带的情况

　　腹股沟疝囊内或者 Nuck 管囊肿内，有报道称存在子宫内膜异位症（这里也有癌的并存），或者是合并非常稀有的腺癌，不损伤囊肿的情况下完全切除非常重要。也就是说，比起从疝囊强行剥离子宫圆韧带，重点是要不打破疝囊直接切除子宫圆韧带。

　　腹股沟管内容物物里插入的 Nélaton 引流管中存在着子宫圆韧带和疝囊。将其往腹股沟管深环方向牵引，使子宫圆韧带部分被拉紧。然后就能对附着在耻骨结节部的子宫圆韧带做锐性、钝性切离。断端也可以用 Péan 钳抓住（**图 104A**）。实施背侧的剥离后，就能透过腹横筋膜背侧看到腹壁下脉管，也可以再一次确认这个疝气就是腹股沟外疝（**图104B**）。疑似子宫内膜异位症的情况下要充分剥离到腹股沟管深环，穿刺、结扎子宫圆韧带和疝囊，缝合线不要穿入疝囊内。让附近的筋膜覆盖断端，再一次缝合闭锁。本操作中生殖股神经生殖支也会被切离。

　　这种情况下的腹股沟管加固可以通过在腹股沟底部用 onlay 法敷贴补片来进行。

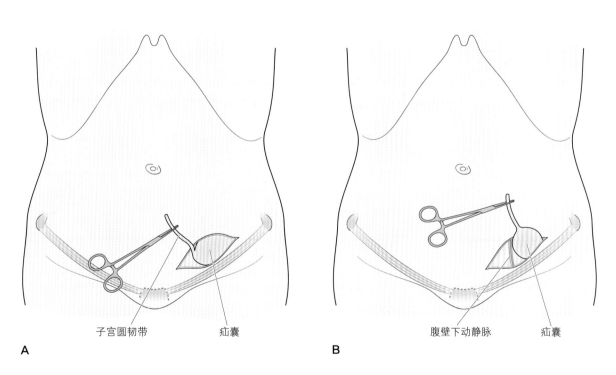

A　　　　　　　　　　　　　　　　　　　　　　B

图 104　切离子宫圆韧带的情况

A：耻骨结节部上对子宫圆韧带做全周性剥离并捆扎。把胶带往腹股沟管深环方向牵引，从耻骨结节用手术电刀切离子宫圆韧带。断端用 Péan 钳抓住。

B：一边牵引抓着子宫圆韧带的 Péan 钳，一边从腹横筋膜剥离肌间筋膜（interparietal fascia）到腹股沟管深环，在腹股沟管深环内侧确认到腹壁下血管便可以确定是腹股沟外疝。子宫圆韧带背侧的肌间筋膜（interparietal fascia）从腹横筋膜剥离，剥离过程中如果疝囊落到背侧就会变成腹股沟内疝，在外侧也能确认到腹横筋膜背侧的腹壁下血管。

　　闭锁股环的技巧为，在清洁手术中，和男性一样使用补片，也就是用补片覆盖股环后，依照 Lichtenstein 法修补腹股沟底部后便可结束。此时，留下的子宫圆韧带和周围组织可以用对待男性精索的方式实施操作。即使是不洁手术，男性的 Ruggi 法 +AIPTR 也可以用于手术。

　　特别是高龄女性常出现的股疝嵌顿，最重要的就是快速解除肠管嵌顿，所以先无视腹股沟部的子宫圆韧带、脉管，尽可能快地解除嵌顿，这里有一点很重要，那就是尽量避免切除肠管。因此，不保留子宫圆韧带时的操作和早期打开腹横筋膜露出大腿部后，如男性股疝记录中那样把股疝囊拔出到头侧非常重要。

　　以上讲述了女性腹股沟疝的手术操作，不过女性腹股沟疝的解剖难以得到统一，这是因为女性腹股沟疝的筋膜结构因人而异，类型多样。

　　因此在女性腹股沟疝手术中，要把从腹股沟外疝囊（腹膜）侧起，以腹膜外筋膜深叶、腹膜外筋膜浅叶、腹横筋膜的延续膜、肌间筋膜（interparietal fascia）深叶、肌间筋膜（interparietal fascia）浅叶全部都存在的复杂的筋膜结构作为前提进行手术操作，这样就能应对所有的病例。

结语

　　本书通过讲解腹股沟疝手术手技，介绍了手术前必须要掌握的解剖和手技，以及手术器械的使用方法和使用思路，另外术者、助手、护士之间的关系也有提及。笔者自知各处都有教条的部分，不过笔者已经尽可能减少教条内容了。让年轻的外科医生能够带着理论（"理解"）开心地进行手术，并将这份思想传承给后辈，我的任务就算是完成了。

人物解说

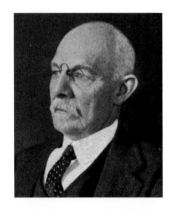

1. William Stewart Halsted (1852—1922)

美国外科医生，医学教育家。1892 年就职于约翰·霍普金斯医院。他在这里建立了美国最初的正式外科研修制度。他为了一名护士发明了一次性手套，对无菌手术作出了重要贡献，那名护士后来成为他的妻子。他比较出名的手术有针对乳腺癌的根治性乳房切除术和腹股沟疝手术。

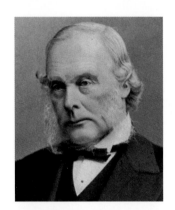

2. Joseph Lister (1827—1912)

英国外科医生。分别于 1860 年在格拉斯哥大学、1869 年在爱丁堡大学、1877 年在伦敦国王学院担任临床外科教授。他是使用苯酚的无菌外科手术的开拓者。他还开发了用于消化管手术的 Lister 钳。

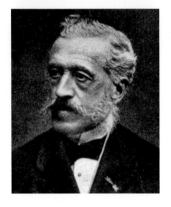

3-1. Bernhard von Langenbeck (1810—1887)

德国外科医生。医学杂志 *Langenbeck's Archives of Surgery* 的创办者。1848 年成为柏林大学的外科教授，被称为"住院医生制度"之父。Theodor Billroth 和 Theodor Kocher 都曾是他手下的医生。住院医生理念在 19 世纪后半叶被 William Osler 和 William Halsted 引入了约翰·霍普金斯医院的医学部和外科教育系统中。

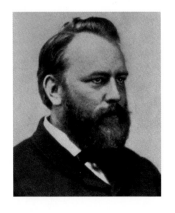

3-2. Theodor Billroth (1829—1894)

出生于德国的奥地利外科医生。1851 年担任 Bernhard von Langenbeck 在柏林大学的助手。1860 年担任苏黎世大学医学部的外科教授，1867 年担任维也纳大学医学部的外科教授。1881 年成功完成了胃癌手术。他在那时开发改良的残胃和十二指肠的吻合方法就是现在的"Billoth I 法"。随后他又推出了"Billoth II 法"。他和大作曲家勃拉姆斯的友情非常有名，详见《近代外科的开拓者 Billoth 的生涯》。

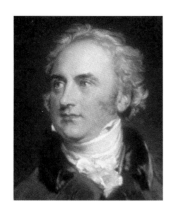

4. Astley Paston Cooper（1768—1841）

英国外科医生，解剖学家，病理学家。在腹股沟疝手术领域和血管外科、乳腺外科、耳鼻科、精巢疾病的病理学领域成绩不凡。他关于腹股沟疝的著作 *The anatomy and surgical treatment of inguinal and congenital hernia*（1804）非常有名（包含 1807 年的著作在内，复刻版于 2015 年由时空出版社出版）。他第一次提出了 Cooper 韧带这一解剖学名，他还首次提出腹股沟疝是由于腹横筋膜脆弱所导致疾病的理论。Cooper 自己患有腹股沟疝，一生都装着疝带（truss，也称脱肠带）生活。

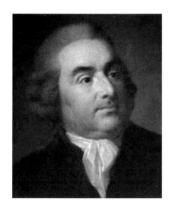

5. Petrus Camper（1722—1789）

荷兰医学家，博物学家。1750 年担任弗拉讷克大学的医学教授，1755 年担任阿姆斯特丹大学的外科教授，1763 年担任格罗宁根大学的外科学和植物学教授。Garrison FH（著）的 *An introduction to the history of medicine*（W.B.Saunders，1929）一书中并没有详细讲述 Camper 筋膜的操作经过。

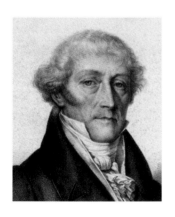

6. Antonio Scarpa（1752—1832）

意大利解剖学家。1772 年担任摩德纳大学的解剖学教授，1783 年担任帕维亚大学的解剖学教授。他于 1812 年出版的 *Traite pratique des hernies，ou，Memorires anatomiques et chirurgicaux sur ces maladies* 一书中提到了 Scarpa 筋膜。

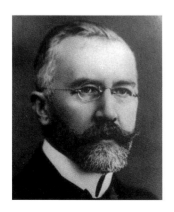

7. Hermann Schloffer（1868—1937）

奥地利脑外科医生，外科医生。1903 年成为因斯布鲁克大学的外科学教授，后又担任了布拉格大学的教授。主要成绩在脑下垂体肿瘤手术和腹部手术领域，他于 1909 年发表了关于术后炎症性腹壁肿胀（Schloffer tumor）的论文。

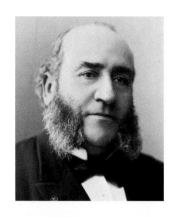

8. Jules-Émile Péan（1830—1898）

法国外科医生。1863 年完成了脾摘除手术，1864 年完成了世界首例卵巢囊肿外科切除手术，1890 年还率先完成了治疗子宫癌的全子宫切除术。他为了完成这些手术还专门发明了 Péan 止血钳。

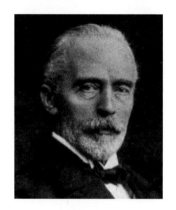

9. Emil Theodor Kocher（1841—1917）

瑞士外科医生。曾在维也纳大学师从 Theodor Billroth 医生。1872 年开始担任伯尔尼大学外科学教授。1876 年成功完成甲状腺的全切除手术。1883 年报道了全切除导致先天性甲状腺功能低下的情况。他凭甲状腺的生理学、病理学以及手术研究成果获得了 1909 年诺贝尔生理学或医学奖。之后他把 Joseph Lister 的无菌手术法引入瑞士。

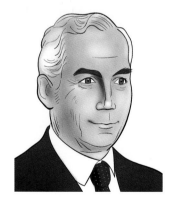

10. Robert Edward Condon（1929—2015）

美国外科医生。曾担任伊利诺伊大学、爱荷华州立大学教授，1972 年担任威斯康星大学教授。他参与了名著 Hernia 第 3 版到第 5 版的编写，其中特别是第 4 版（Nyhus LM，Condon RE）的解剖内容，放到现在也是最具洞察力的文章。

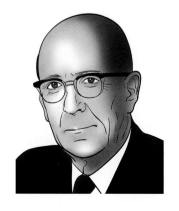

11. Chester Bidwell McVay（1911—1987）

美国外科医生。1943 年，担任住院医生的时候就发表了最早的腹股沟疝手术的论文。后来，他和 Barry J. Anson 共同撰写了 Surgical Anatomy 一书，对解剖学进行了透彻的研究，1978 年之前的论文，他基于解剖学对腹股沟疝气手术手技进行了改良。"McVay 法"的手术手技在长时间的改良后在全世界得到广泛普及。

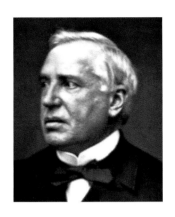

12. Auguste Nélaton（1807—1873）

法国外科医生。1851—1867 年担任圣路易医院的教授。他对橡胶导管进行了大幅度的改良，将患者从硬导管的痛苦中解救出来。

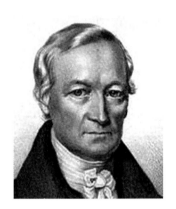

13. Franz Kaspar Hesselbach（1759—1816）

德国外科医生，解剖学家。曾担任维尔茨堡大学解剖学讲师，后来担任外科学教授。1798 年就股疝进行了总论述，对直接腹股沟疝和间接腹股沟疝进行了区分。

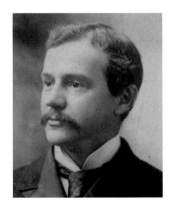

14. Howard Atwood Kelly（1858—1943）

美国妇科医生。1888 年，担任约翰·霍普金斯医院医学部妇科主任。他在开发妇科疾病和妇科病理学的新方法的时候把妇科确立为一个新的专业。他还开发了 Kelly 钳、直肠用 Kelly 镜、腔室用 Kelly 小圆筒镜等多种医疗器械。

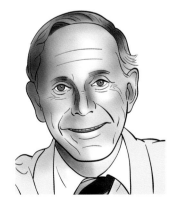

15. Irving Lester Lichtenstein（1920—2000）

美国外科医生。关注腹股沟疝的病理，推动了多项研究的发展。他是使用填补物治疗腹股沟疝的 Lichtenstein 法的开发者。Lichtenstein 法实现了在现代早已习以为常的低复发率、短住院期、低麻醉风险、快速康复以及低成本等优点。

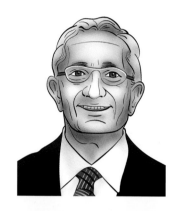

16. Parviz Khajeh Amid（1940—）

美国外科医生。UCIA 大卫盖芬医学部的名誉教授，是 Lichtenstein 疝气研究所的创始人之一。他确立了疝气手术后慢性疼痛治疗和现代疝气修复的多项原则。他至今仍是 Lichtenstein Amid Hernia Institue at UCIA 的成员。

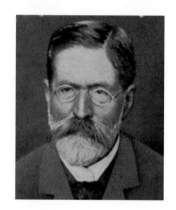

17. Ernst Ludwig Alfred Hegar（1830—1914）

德国妇产科医生。1864 年，担任弗赖堡大学妇科和产科教授。他是防腐剂和消毒剂的先驱。他开发了多种技术和器具，Hegar 型宫颈扩张器就是其中之一。

参考文献

[1] Tanner J, Norrie P, Melen K: **Preoperative hair removal to reduce surgical site infection.** *Cochrane Database Syst Rev* **9**: CD004122, 2011.

[2] Larson EL: **APIC Guideline for handwashing and hand antisepsis in health care settings, 1995.** *Am J Infect Control* **23**: 251-269, 1995.

[3] 小林寛伊，都築正和：ディスポーザブルブラシを用いた手術時手洗い方法．日本手術医学会誌 **10**: 446-448，1989.

[4] Boyce JM, Pittet D: **Guideline for hand hygiene in health-care settings: recommendations of the healthcare infection control practice advisory committee and the HICPAC/SHEA/APIC/IDSA hand hygiene task force.** *Infect Control Hosp Epidemiol* **23**: S3-40, 2002.

[5] 藤井　昭，西村チエ子，粕田晴之，他：手術時手洗いにおける滅菌水と水道水の効果の比較．日本手術医学会誌 **23**: 2-9，2002.

[6] 高尾佳保里，山岸善文，根ヶ山清，他：手術時手洗い水について，滅菌水の必要性に関する検討．環境感染 **18**: 430-434，2003.

[7] Coder DM, Olander GA: **Granulomatous peritonitis caused by starch glove powder.** Arch Surg **105**: 83-86, 1972.

[8] Kirshen EJ, Naftolin F, Benirschke K: **Starch glove powders and granulomatous peritonitis.** *Am J Obstet Gynecol* **118**: 799-804, 1974.

[9] Hugh TB, Scoppa J, Tsang J: **Starch peritonitis-a hazard of surgical glove powder.** Med J Aust **1**: 63-64, 1975.

[10] Ellis H: **The hazards of surgical glove dusting powders.** *Surg Gynecol Obstet* **171**: 521-527, 1990.

[11] Edlich R, Woodard CR, Pine SA, et al: **Hazards of powder on surgical and examination gloves: a collective review.** *J Long Term Eff Med Implants* **11**: 15-27, 2001.

[12] Edlich R, Long WBI, Gubler DK, et al: **Dangers of cornstarch powder on medial gloves. Seeking a solution.** *Ann Plast Surg* **63**: 111-115, 2009.

[13] Lister J: **On a new method of treating compound fractures, abscess, etc. with observations on the conditions of suppuration.** *Lancet* **89**: 387-389, 1867.

[14] Lister J: **On the antiseptic principles in the practice of surgery.** *Br Med J* **2**: 246-248, 1867.

[15] Rowe D: **Principles of sterilization.** In: Rutala WA(ed): *Disinfection and sterilization and antisepsis in health care.* APIC and Polyscience Publication, Washington DC, pp59-66, 1997.

[16] 秋山　洋：1. 手術と手術教育．In: 手術基本手技．医学書院，pp1-10，1975.

[17] Skandalakis JE, Gray SW, Rowe JSJ: **Anatomical complication in general surgery.** McGraw-Hill, New York, 1983.

[18] Kawasaki S, Makuuchi M: **Surgical management of malignant liver disease.** In: Lygidakis N, Makuuchi M（eds）: *Pitfalls and complication in the diagnosis and management of hepatobiliary and pancreatic disease.* George Thieme Verlag, Stuttgart, pp86-88, 1993.

[19] Chang SB, Palavecino M, Wray CJ, et al: **Modified Makuuchi incision for foregut procedures.** *Arch Surg* **145**: 281-284, 2010.

[20] リアム・ドリュー：なぜ精巣は体外に出たのか．In: リアム・ドリュー（著），梅田智世（訳）：わたしは哺乳類です―母乳から知能まで，進化の鍵はなにか．インターシフト，pp28-46，2019.

[21] Rozen RC, De Baerdemacker Y, Polliand C, et al: **L'enseignement de la chirurgie influence−t−il les résultats des cures de hernies de l'aine?** *Ann Chir* **131**: 311–315, 2006.

[22] Ellis H: **The age of the surgeon−anatomist: Part 2−from the beginning of the 18th century to the mid 19th century.** In: *The Cambridge illustrated history of surgery.* Cambridge University press, Cambridge, pp46–72, 2009.

[23] Tobin CE, Benjamin JA, Wells JC: **Continuity of the fascia lining the abdomen, pelvis, and spermatic cord.** *Surg Gynecol Obstet* **83**: 575–596, 1946.

[24] 佐藤達夫：体壁における筋膜の層構成の基本設計．医学のあゆみ **114**: C168–175，1980.

[25] Sato T, Hashimoto M: **Morphological analysis of the fascial lamination of the trunk.** *Bull Tokyo Med Dent Univ* **31**: 21–32, 1984.

[26] Standring S, Borley NR, Healy JC, et al: **Integrating cells into tissues.** In: Standring S（ed）: *Gray's anatomy; the anatomical basis of clinical practice,* 40th ed. Elsevier, Edinburgh, pp27–40, 2008.

[27] 佐藤達夫：臓側筋膜の局所解剖―層構成の基本と各部位における分化．日臨外会誌 **56**: 2253–2272，1995.

[28] 藤田尚男，藤田恒夫：強靱結合組織．In: 標準組織学総論．医学書院，p106，1975.

[29] Schloffer H: **Ueber chronisch entzündliche Bauchdecken−tumoren nach Hernienoperation.** *Arch f Klin Chir* **88**: 1–22, 1909.

[30] 柴田稔人，桂巻　正，水口　徹，他：FDG−PET にて陽性を示した Schloffer 腫瘍の 1 例．日臨外会誌 **67**: 2975–2978，2006.

[31] 内山周一郎，安藤好久，瀬口浩司，他：腹腔内出血を呈した大網肉芽腫（Braun 腫瘍）の 1 例．日消外会誌 **38**: 527–532，2005.

[32] Dietz UA, Kehl F, Hamelmann W, et al: **On the 100th anniversary of sterile catgut Kuhn: Franz Kuhn（1866−1929）and the epistemology of catgut sterilization.** *World J Surg* **31**: 2275–2283, 2007.

[33] 大鐘稔彦：外科医べからず集―梶谷語録に学べ．金原出版，2005.

[34] Huguh TB, Nankivell C, Meagher AP: **Is closure of the peritoneal layer necessary in the repair of midline surgical abdominal wounds?** *World J Surg* **14**: 231–234, 1990.

[35] Callaghan P: **Hands off the peritoneum.** *Lancet* **1**: 849–850, 1986.

[36] Duffy DM, diZerega GS: **Is peritoneal closure necessary?** *Obstet Gynecol Surv* **49**: 817–822, 1994.

[37] Sadler TW: 筋系．In: Sadler TW（著），安田峯生，沢野十蔵（訳）：ラングマン人体発生学，第 7 版．医学書院 MYW，pp150–156，1995.

[38] Allen WH, Masters WH: **Traumatic laceration of uterine support clinical syndrome and operative treatment.** *Am J Obstet Gynecol* **70**: 500–513, 1955.

[39] Perlemuter L, Waligora J: 胃．In: Perlemuter L, Waligora J（著），佐藤達夫（監訳）：臨床解剖学ノート，腹部編 I，第 3 版．中央洋書出版，pp38–56，1981.

[40] Cooper A: **The anatomy and surgical treatment of inguinal and congenital hernia.** Longman, London, 1804.

[41] Fruchaud H: **Anatomie chirurgicale des hernies de l'aine.** Doin: Paris; 1956.

[42] McVay CB: **Abdominal wall.** In: *Anson BJ, McVay CB: Anson & McVay Surgical anatomy. Volume 1,* W. B. Saunders company, Philadelphia, pp484–584, 1984.

[43] Skandalakis PN, Skandalakis JE, Colborn GL, et al: **Abdominal wall and hernias.** In: Skandalakis JE, Skandalakis LJ, Weidman TA, et al(eds): *Skandalakis' surgical anatomy: the embryologic and anatomic basis of modern surgery. Volume 2.*

Paschalidis Medical Publication, Athens, pp395–491, 2004.

[44] McVay CB: **The anatomic basis for inguinal and femoral hernioplasty.** *Surg Gynecol Obstet* **139**: 931–945, 1974.

[45] Condon RE: **The anatomy of the inguinal region and its relation to groin hernia.** In: Nyhus LM, Condon RE（eds）: **Hernia**, 4th ed. J. B. Lippincott, Philadelphia, pp16–72, 1995.

[46] Skandalakis PN, Skandalakis LJ, Skandalakis JE, et al: **The inguinal region.** In: *Gray's & Skandalakis' Atlas of surgical anatomy and embryology for general surgeons.* Paschalidis Medical Publications, Athens, pp120–135, 2009.

[47] Chandler SB: **Studies on the inguinal region. II. The anatomy of the inguinal (Hesselbach) triangle.** *Ann Surg* **124**: 156–160, 1946.

[48] Spangen L: **Spigelian hernia.** *World J Surg* **13**: 573–580, 1989.

[49] Ostlie DJ: **Undescended testicle associated with spigelian hernia.** *J Pediatr Surg* **33**: 1426–1428, 1998.

[50] Tubbs RS, Gribben WB, Loukas M, et al: **Franz Kaspar Hesselbach（1759–1816）: anatomist and surgeon.** *World J Surg* **32**: 2527–2529, 2008.

[51] Rutkow IM: **A selective history of groin hernia surgery in the early 19th century. The anatomic atlases of Astley Cooper, Franz Hesselbach, Antonio Scarpa, and Jules−Germain Cloquet.** *Surg Clin North Am* **78**: 921–940, 1998.

[52] Gilbert AI, Graham MF, Voigt WJ: **The lateral triangle of the groin.** *Hernia* **4**: 234–237, 2000.

[53] Millikan KW: **The Millikan modified mesh−plug hernioplasty.** *Arch Surg* **138**: 525–530, 2003.

[54] Scultetus J: **Armamentarium Chirurgicum.** Balthasar Kühn, Ulm, 1655.

[55] Lee ACH, Fahmy RRR, Hanna GB: **Objective evidence for optimum knot configuration.** *World J Surg* **32**: 2736–2741, 2008.

[56] Bendavid R: **Sliding hernias.** *Hernia* **6**: 137–140, 2002.

[57] Low FN, Hilderman WC: **A case of hyper−rotation of the colon.** *The Anatomical record* **77**: 27–30, 1940.

[58] Shouldice EE: **Surgical treatment of hernia.** In: Magnerm W, Clarksonm FA, Foulds GS（eds）: *The Ontario Medical Review The bi−monthly publication of the Ontario medical association.* Toronto, pp43–69, 1945.

[59] Bendavid R: **The Shouldice repair.** In: Bendavid R, Abrahamson J, Arregui ME（eds）: *Abdominal wall hernias, principles and management.* Springer−Verlag, New York, pp370–375, 2001.

[60] Glassow F: **The Shouldice Hospital technique.** *Int Surg* **71**: 148–153, 1986.

[61] Amid PK: **Causes, prevention, and surgical treatment of postherniorrhaphy neuropathic inguinodynia: triple neurectomy with proximal end implantation.** *Hernia* **8**: 343–349, 2004.

[62] Schumpelick V, Nyhus LM（eds）: **Meshes: benefits and risks.** Springer−Verlag, Berlin, 2004.

[63] Freudenberg S, Sano D, O'uangré E, et al: **Commercial mesh versus nylon mosquito net for hernia repair. A randomized double−blind study in Burkina Faso.** *World J Surg* **30**: 1784–1789, 2006.

[64] Clarke MG, Oppong C, Simmermacher R, et al: **The use of sterilised polyester mosquito net mesh for inguinal hernia repair in Ghana.** *Hernia* **13**: 155–159, 2009.

[65] Yang J, Papandria D, Rhee D, et al: **Low−cost mesh for inguinal hernia repair in resource−limited settings.** *Hernia* **15**: 485–489, 2011.

[66] Kingsnorth AN, Tongaonkar RR, Awojobi OA: **Commentary on: low−cost mesh for inguinal hernia repair in resource−limited settings.** *Hernia* **15**: 491–494, 2011.

[67] Stephenson BM, Kingsnorth AN: **Safety and sterilization of mosquito net mesh for humanitarian inguinal**

hernioplasty. *World J Surg* **35**: 1957–1960, 2011.

[68] Sørensen CG, Rosenberg J: **The use of sterilized mosquito nets for hernioplasty: a systematic review.** *Hernia* **16**: 621–625, 2012.

[69] Tongaonkar RR, Reddy BV, Mehta VK, et al: **Preliminary multicentric trial of cheap indigenous mosquito-net cloth for tension-free hernia repair.** *Indian J Surg* **65**: 89–95, 2003.

[70] 三毛牧夫，加納宣康：原著からみた鼠径・大腿ヘルニア手術—McVay repair. 手術 **61**: 1939–1943，2007.

[71] Lichtenstein IL, Shulman AG, Amid PK, et al: **The tension-free hernioplasty.** *Am J Surg* **157**: 188–193, 1989.

[72] Amid PK, Shulman AG, Lichtenstein IL: **Critical scrutiny of the open "tension-free" hernioplasty.** *Am J Surg* **165**: 369–371, 1993.

[73] Amid PK: **Can the Lichtenstein tension-free repair wipe out hernia recurrence?** In: Schumpelick V, Nyhus LM（eds）: *In Meshes: benefits and risks.* Springer–Verlag, Berlin, pp329–335, 2004.

[74] 三毛牧夫：腹腔鏡下ヘルニア修復術—再発・特殊症例における鼠径ヘルニアに対する手術. In: 加納宣康（監）：正しい膜構造の理解からとらえなおすヘルニア手術のエッセンス. 医学書院，pp76–90，2014.

[75] 関　洲二：運針の基礎とその理論. In: 手術手技の基本とその勘どころ，第3版. 金原出版，pp1–61，1995.

[76] Mike M, Kano N: **Femoral hernia: a review of the clinical anatomy and surgical treatment.** *Surg Sci* **4**: 453–458, 2013.

[77] 三毛牧夫，加納宣康，高　賢樹：大腿ヘルニア—特に臨床解剖学的考察と修復術. 臨床外科 **63**: 1763–1769，2008.

[78] 三毛牧夫，木村圭介，清澤美乃：腹腔側からみた鼠径・大腿ヘルニア手術の理解—特に解剖の簡略化について. 臨床外科 **53**: 489–493，1998.

[79] Ruggi G: **Metodo operativo nuovo per la cura radicale dell'ernia crurale.** *Bull Sci Med Bologna* **7**: 223–229, 1892.

[80] Moschcowitz AV: **Femoral hernia: A new operation for radical cure.** *N Y State J Med* **7**: 396, 1907.

[81] Normington EY, Franklin DP, Brotman SI: **Constriction of the femoral vein after McVay inguinal hernia repair.** *Surgery* **111**: 343–347, 1992.

[82] Nissen HM: **Constriction of the femoral vein following inguinal hernia repair.** *Acta Chir Scand* **141**: 279–281, 1975.

[83] Condon RE: **The anatomy of the inguinal region and its relationship to groin hernia.** In: Nyhus LM, Condon RE（eds）: *Hernia*, 2nd ed. J. B. Lippincott, Philadelphia, pp14–78, 1978.

[84] Berberoğlu M, Uz A, Ozmen MM, et al: **Corona mortis : an anatomic study in seven cadavers and an endoscopic study in 28 patients.** *Surg Endosc* **15**: 72–75, 2001.

[85] DeBord JR: **Vascular injuries from hernia surgery.** In: Bendavid R, Abrahamson J, Arregui ME, et al（eds）: *Abdominal wall hernias.* Springer–Verlag, New York, pp743–752, 2001.

[86] Condon RE: **The anatomy of the inguinal region and its relation to groin hernia.** In: Nyhus LM, Condon RE（eds）: *Hernia*, 3rd ed. J. B. Lippincott, Philadelphia, pp43–44, 1989.

[87] Danielson DA, Natrajan S: **Tension field theory and the stress in stretched skin.** *J Biomech* **8**: 135–142, 1975.

[88] Lott-Crumpler DA, Chaudhry HR: **Optimal patterns for suturing wounds of complex shapes to foster healing.** *J Biomech* **34**: 51–58, 2001.

[89] 栅瀬信太郎：創傷ドレッシング法の種類と適応. In: 穴澤貞夫（監）：ドレッシング—新しい創傷管理. へるす出版，pp73–76，2005.

[90] Ubbink DT, Vermeulen H, Goosens A, et al: **Occlusive vs gauze dressings for local wound care in surgical patients.** *Arch Surg* **143**: 950–955, 2008.

[91] Winter GD: **Formation of the scab and the rare of epithelization of superficial wounds in the skin of the young domestic pig. 1962.** *J Wound Care* **4:** 366–367, 1995.

[92] Bull JP, Squire JR, Topley E: **Experiments with occlusive dressings of a new plastic.** *Lancet* **7:** 213–215, 1948.

[93] Schilling RS, Roberts M, Goodman N: **Clinical trial of occlusive plastic dressings.** *Lancet* **1:** 293–296, 1950.

[94] Winter GD: **Formation of the scab and the rare of epithelization of superficial wounds in the skin of the young domestic pig.** *Nature* **193:** 293–294, 1962.

[95] Winter GD: **Effect of air exposure and occlusion on experimental human skin wounds.** *Nature* **200:** 378–379, 1963.

[96] Hinman CD, Maibach H: **Effect of air exposure and occlusion on experimental human skin wounds.** *Nature* **200:** 377–378, 1963.

[97] Boelens OB, Scheltinga MR, Houterman S, et al: **Management of anterior cutaneous nerve entrapment syndrome in a Cohort of 139 patients.** *Ann Surg* **254:** 1054–1058, 2011.

[98] Boelens OB, van Assen T, Houteman S, et al: **A double−blind, randomized, controlled trial on surgery for chronic abdominal pain due to anterior cutaneous nerve entrapment syndrome.** *Ann Surg* **257:** 845–849, 2013.

[99] Batistaki C, Saranteas T, Adoni A, et al: **Letter to the Editor. Ultrasound−guided anterior abdominal cutaneous nerve block for the management of bilateral abdominal cutaneous nerve entrapment syndrome (ACNES).** *Pain Physician* **16:** E799–E803, 2013.

[100] Akhnikh S, de Korte N, de Winter P: **Anterior cutaneous nerve entrapment syndrome: the forgotten diagnosis.** *Eur J Pediatr* **173:** 445–449, 2014.

[101] Nizamuddin S, Koury KM, Lau ME, et al: **Use of targeted transversus abdominus plane blocks in pediatric patients with anterior cutaneous nerve entrapment syndrome.** *Pain Physician* **17:** E623–E627, 2014.

[102] van Assen T, Boelens OB, van Eerten PV, et al: **Surgical options after a failed neurectomy in anterior cutaneous nerve entrapment syndrome.** *World J Surg* **38:** 3105–3111, 2014.

[103] Onat SS, Ata AM, Özçakar L: **Ultrasound−guided diagnosis and treatment of meralgia paresthetica.** *Pain Physician* **19:** E667–E669, 2016.

[104] Stirler VMA, Raymakers JTFJ, Rakic S: **Intraperitoneal onlay mesh reinforcement of the abdominal wall: a new surgical option for treatment of anterior cutaneous nerve entrapment syndrome − a retrospective Cohort analysis of 30 consecutive patients.** *Surg Endosc* **30:** 2711–2715, 2016.

[105] 三毛牧夫：ヘルニアをみずからが作らないために―腹壁瘢痕ヘルニアを通してなぜ腹壁縫合の evidence を学ばないのか．In: 加納宣康（監）：正しい膜構造の理解からとらえなおすヘルニア手術のエッセンス．医学書院，pp8–15，2014.

[106] Amid PK: **New understanding of the causes and surgical treatment of postherniorrhaphy inguinodynia and orchialgia.** In: Schumpelick V, Fitzgibbons RJ（eds）: *Hernia repair sequelae.* Springer−Verlag, Berlin, pp288–292, 2010.

[107] Schumpelick V, Nyhus LM: **Meshes: benefits and risks.** Springer−Verlag, Berlin, 2004.

[108] Schumpelick V, Fitzgibbons RJ: **Recurrent hernia: prevention and treatment.** Springer−Verlag, Berlin, 2007.

[109] Schumpelick V, Wantz GE: **Inguinal hernia repair.** Karger, Basel, 1995.

[110] Schumpelick V, Fitzgibbons RJ: **Hernia repair sequelae.** Springer−Verlag, Berlin, 2010.

[111] Group TH: **International guidelines for groin hernia management.** *Hernia* **22:** 1–165, 2018.

[112] Weber A, Valencia S, Carteiz D, et al: **Epidemiology of hernias in the female.** In: Bendavid R, Abrahamson J, Arregui ME,

et al（eds）: *Abdominal wall hernias: principle and management.* Springer–Verlag, New York, pp613–619, 2001.

[113] Rosen A, Nathan H, Luciansky E, et al: **The inguinal region: anatomic differences in men and women with reference to hernia formation.** *Acta Anat*（*Basel*）**136**: 306–310, 1989.

[114] Ponka JL: **The hernia problem in the female.** In: *Hernias of the abdominal wall.* W. B. Saunders, Philadelphia, pp82–90, 1980.

[115] Read RC: **Basic features of abdominal wall herniation and its repair.** In: Zuidema GD, Yeo CJ, Lillemoe KD（eds）: *Shackelford's Surgery of the alimentary tract. Volume 5*, 5th ed. W. B. Saunders, Philadelphia, pp87–100, 2002.

[116] Standring S, Borley NR, Healy JC, et al: **Female reproductive system.** In: Standring S（ed）: *Gray's anatomy; the anatomical basis of clinical practice*, 40th ed. Elsevier, Edinburgh, pp1279–1304, 2008.

[117] Ando H, Kaneko K, Ito F: **Anatomy of the round ligament in female infants and children with an inguinal hernia.** *Br J Surg* **84**: 404–405, 1997.

[118] Standring S, Borley NR, Healy JC, et al: **Development of the peritoneal cavity, gastrointestinal tract and its adnexae.** In: Standring S（ed）: *Gray's anatomy; the anatomical basis of clinical practice*, 40th ed. Elsevier, Edinburgh, pp1203–1223, 2008.

[119] Muysoms F, Campanelli G, Champault GG, et al: **EuraHS: the development of an international online platform for registration and outcome measurement of ventral abdominal wall hernia repair.** *Hernia* **16**: 239–250, 2012.

[120] Dietz UA, Hamelmann W, Winkler MS, et al: **An alternative classification of incisional hernias enlisting morphology, body type and risk factors in the assessment of prognosis and tailoring of surgical technique.** *J Plast Reconstr Aesthet Surg* **60**: 383–388, 2007.

[121] Kirkpatrick A, Reed CM: **Endometriosis of the canal of Nuck.** *AJR Am J Roentgenol* **186**: 56–57, 2006.